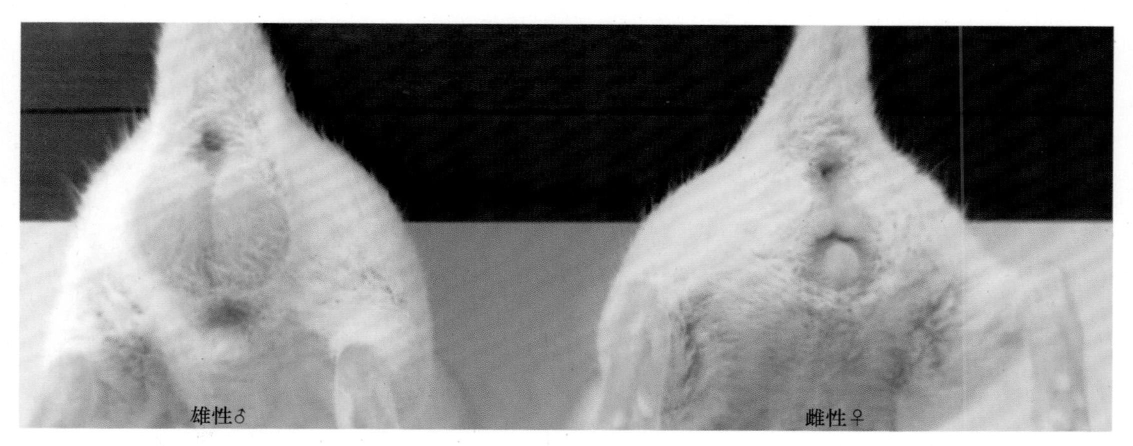

图 1-1-1　小鼠性别判定

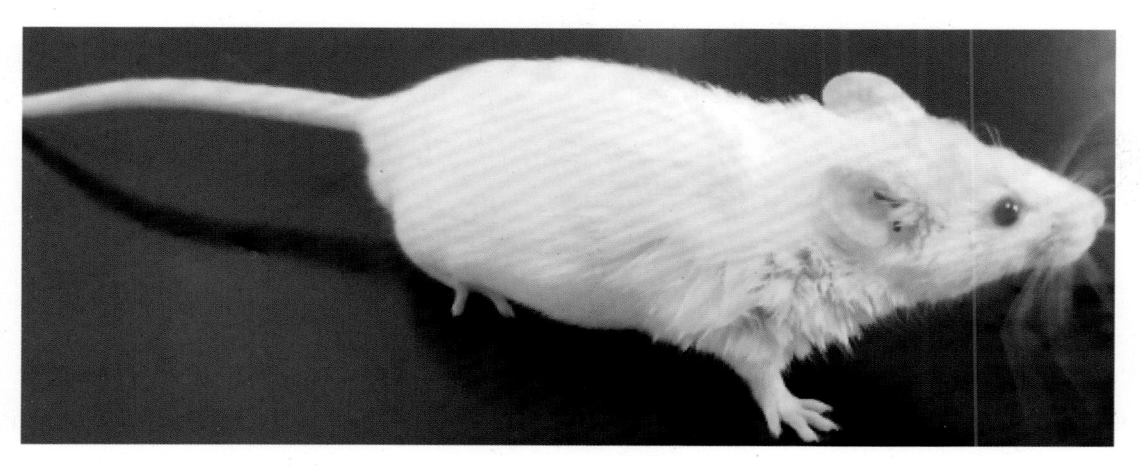

图 1-2-4　小鼠编号示例

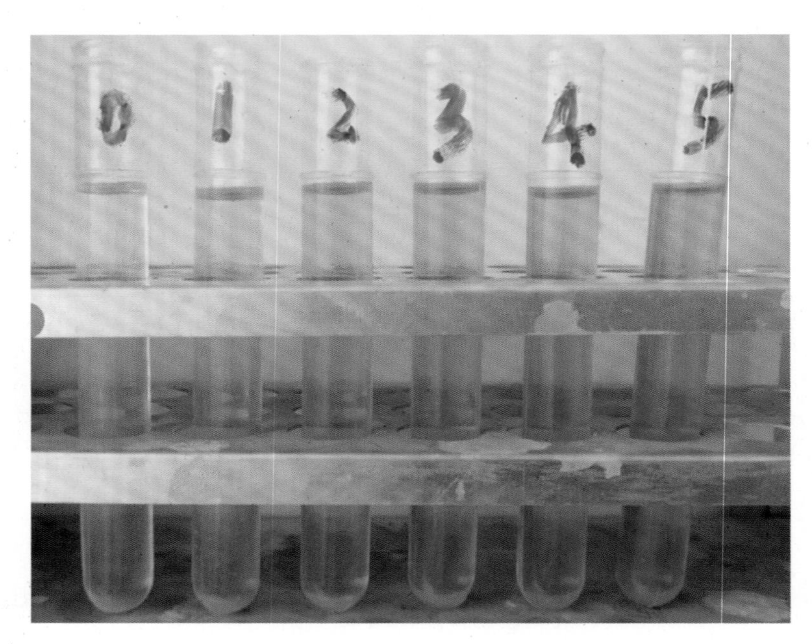

图 2-3-1　加入试剂后的颜色示意图

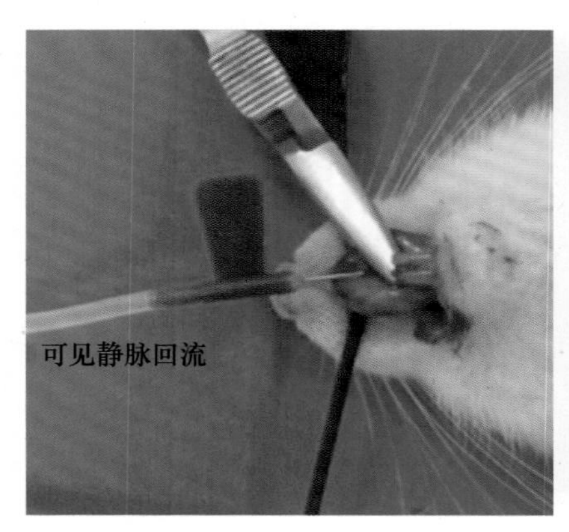

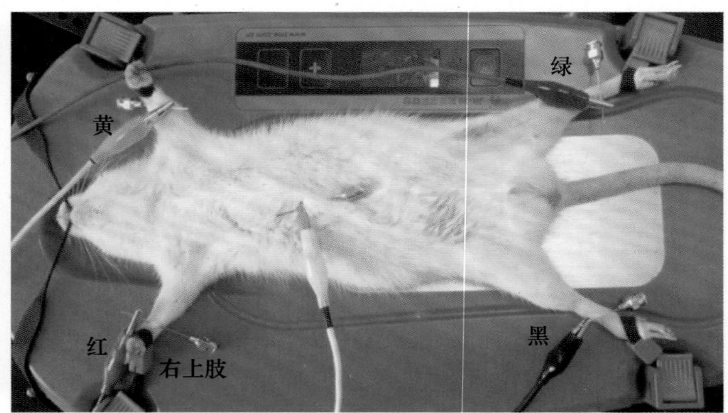

图 2-11-1　大鼠二导联心电图连接方式

普通高等教育“十三五”规划教材
全国高等医药院校规划教材
配套实验与学习指导系列

药理学实验指导

张宝来　路莉　主编

清华大学出版社
北京

内 容 简 介

本书对医药学各专业本科阶段常见的药理学实验教学内容进行了科学合理的整合，突出了药理学实验的重点内容和经典实验，对药理学实验的基础知识进行了系统而全面的介绍，对药理学实验的关键技术和操作难点进行了全程录像，图文并茂，力求从多角度培养学生的学习兴趣，充分调动其学习积极性。学生可通过微信扫码直接观看实验操作视频，实验操作视频再现了实验的真实情景，方便学生自主学习。

图书在版编目（CIP）数据

药理学实验指导 / 张宝来，路莉主编. —北京：清华大学出版社，2020.8（2024.9重印）
普通高等教育“十三五”规划教材. 全国高等医药院校规划教材配套实验与学习指导系列
ISBN 978-7-302-56181-1

Ⅰ.①药…　Ⅱ.①张… ②路…　Ⅲ.①药理学－实验－医学院校－教学参考资料　Ⅳ.① R965.2

中国版本图书馆 CIP 数据核字（2020）第 143469 号

责任编辑：罗　健
封面设计：常雪影
责任校对：王淑云
责任印制：杨　艳

出版发行：清华大学出版社
网　　址：https://www.tup.com.cn，https://www.wqxuetang.com
地　　址：北京清华大学学研大厦 A 座　　**邮　　编：**100084
社 总 机：010-83470000　　**邮　　购：**010-62786544
投稿与读者服务：010-62776969，c-service@tup.tsinghua.edu.cn
质量反馈：010-62772015，zhiliang@tup.tsinghua.edu.cn
印 装 者：小森印刷霸州有限公司
经　　销：全国新华书店
开　　本：185mm×260mm　　**印　张：**6.75　　**插　页：**1　　**字　数：**146 千字
版　　次：2020 年 9 月第 1 版　　**印　次：**2024 年 9 月第 4 次印刷
定　　价：39.80 元

产品编号：084797-01

编委会名单

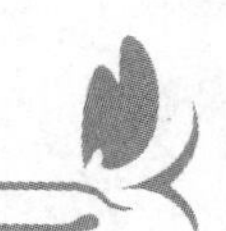

主　审　吴勇杰

主　编　张宝来　路　莉

副主编　臧凯宏　李志成

编　委（按姓氏拼音字母排序）

崔明霞（兰州大学）
董淑弘（兰州大学）
李　琳（甘肃中医药大学）
李文广（兰州大学）
李志成（甘肃卫生职业学院）
刘　霞（兰州大学）
刘　鑫（兰州大学）
路　莉（兰州大学）
秦红岩（兰州大学第一医院）
宋竟婧（兰州大学）
田一贞（兰州大学）
王　莉（兰州大学）
吴勇杰（兰州大学）
徐明丽（甘肃卫生职业学院）
张宝来（兰州大学）
臧凯宏（甘肃中医药大学）
张青青（兰州大学）
朱丽萍（兰州大学）

视频配音　田一贞　罗克耀

前　言
FOREWORD

本书对医药学各专业本科阶段常见的药理学实验和麻醉药理学实验教学内容进行了科学合理的整合，突出了药理学实验的重点内容和经典实验，并对药理学实验的共性内容进行了系统而全面的介绍，通过大量实验帮助同学们由浅入深地学习药理学理论和实验技能。实验内容主要由实验目的、实验原理、实验步骤、实验结果和注意事项五部分组成。

在本书编写过程中，编委们特别重视实验的可操作性，应用信息科学技术手段，对关键实验技术和难点进行全程录像，学生可通过微信扫码直接观看实验操作视频，实验操作视频有效提升了药理学实验教学效果，方便学生自主学习，有利于培养学生独立思考和解决实际问题的能力。药理学实验为学生今后的临床实践和研究工作提供必要的基本技能训练，并为医学创新人才的培养奠定了基础。

本书由兰州大学、甘肃中医药大学和甘肃卫生职业学院专门从事药理学教学和科研工作的教师共同完成，适用于临床医学、基础医学、药学、口腔医学、预防医学、麻醉学、医学影像学、医学检验、护理学等专业使用，亦可作为药理学相关学科研究人员的参考用书。

本书的编写得到各位编委及其所在单位的大力支持，确保了本实验教材按期完成。兰州大学基础医学院药理学教研室的师生为本教材的编写、修改和校对做了大量工作。清华大学出版社为本书的出版提供了有力保障，在此一并致谢。

由于编委们的学识和水平有限，如有不足之处，恳请读者雅正。

张宝来　路　莉

2020年7月

目　录
Contents

第一篇　药理学实验总论

第二篇　常见药理学实验

第一篇　药理学实验总论

第一章 实验动物的种类和特点

药理学实验常用的动物有小鼠、大鼠、豚鼠、兔、犬、猪等。根据实验目的和要求的不同，选用合适的实验动物。因动物种属不同，其生理特点也不同，所选动物应能较好地反映受试药物作用的选择性，并符合节约原则。例如测定药物的半数致死量（median lethal dose，LD_{50}）和半数有效量（median effective dose，ED_{50}）所需动物量较大，常选用小鼠；又如豚鼠对组织胺等过敏介质特别敏感，因此抗过敏实验多选用豚鼠；在体心脏实验选用蛙、大鼠、豚鼠、猫、犬；离体心脏实验常选用蛙、大鼠、豚鼠、兔。

一、实验动物的选择原则

（1）尽量选择与人体结构、机能、代谢及疾病特征相似的动物。

（2）所选实验动物的解剖、生理特点应符合实验目的。

（3）根据人与实验动物对同一刺激的反应差异，选用对刺激反应与人相近的动物。

（4）根据生物医学研究的精确度要求，选用结构功能简单且能反映研究指标的动物。

（5）选用可患有人类类似疾病的近交系或突变系动物。

（6）选用与实验设计、技术条件、实验方法等相适合的动物。

（7）在不影响实验目的与结果的前提下，选择易获得、最经济、便于操作和管理的动物。

（8）实验动物应具备质量合格证。

二、常用实验动物的特点

1. 小鼠（mouse）

小鼠是实验室最常用的一种动物。小鼠性周期短，繁殖能力强，饲养方便且价廉，适用于需要大量动物的实验，如药物筛选、半数致死量测定、药物效价比较、抗感染、抗肿瘤及避孕药物的研究等。

2. 大鼠（rat）

大鼠的生理特征与小鼠相似，体重大约是小鼠的10倍。一些不宜用小鼠操作的实验可选用大鼠，如抗炎实验常选用大鼠踝关节制备关节炎模型。此外，也可以用大鼠记录血压，进行胆管插管，或用大鼠观察药物的急性毒性和慢性毒性。此外，因大鼠的血压和人相近且稳定，常用于抗高血压药物的筛选。但大鼠无胆囊，无呕吐反射，不能用于胆功能观察或催吐实验。

3. 豚鼠（guinea pig）

豚鼠又名荷兰猪，是实验室常用动物之一。豚鼠对组织胺很敏感，容易致敏，常用于平喘药和抗组胺药的药效学实验；对结核菌亦敏感，故也用于抗结核药的药效研究。此外，豚鼠还可用于离体心脏及平滑肌实验。豚鼠的乳头肌和心房常用于记录电生理特性及心肌细胞动作电位，以研究抗心律失常药物的作用机理。

4. 兔（rabbit）

兔性情温顺、易饲养，常用于观察药物对心脏、呼吸的影响以及对中枢神经系统的作用，亦用于农药中毒及解救实验、体温实验、热原检查及避孕药物的药效学实验。

5. 猫（cat）

与兔比较，猫对外科手术的耐受性强，血压较稳定，故常用于血压实验。此外，猫也常用于心血管药物及中枢神经系统药物的药效学研究，但价格较贵。

6. 犬（dog）

犬的嗅觉和听觉灵敏，善近人，易驯服，常用于观察药物对心脏泵血功能、心肌细胞电生理和血流动力学的影响以及降压药和抗休克药物的研究等，亦可用于条件反射、高血压、胃肠蠕动、分泌功能和长期慢性毒性实验等。

三、实验动物的性别判定

体积大的动物如兔、猫、犬等的性别判断较为容易，通过观察外生殖器的形状和位置就可以判断。体积小的动物（如小鼠、大鼠和豚鼠等）的性别通常需性别征象区分（表 1-1-1 和图 1-1-1）。

表 1-1-1　小动物性别判定征象

雄性	雌性
生殖器与肛门间的距离较远	生殖器与肛门间的距离较近且有 1 条无毛小沟
轻捏外生殖器可见阴茎凸出和阴囊膨起	阴道口可见，乳头较为明显

四、常用实验动物的一般生理指标

常用实验动物小鼠、大鼠、豚鼠和兔的一般生理指标如表 1-1-2 所示。

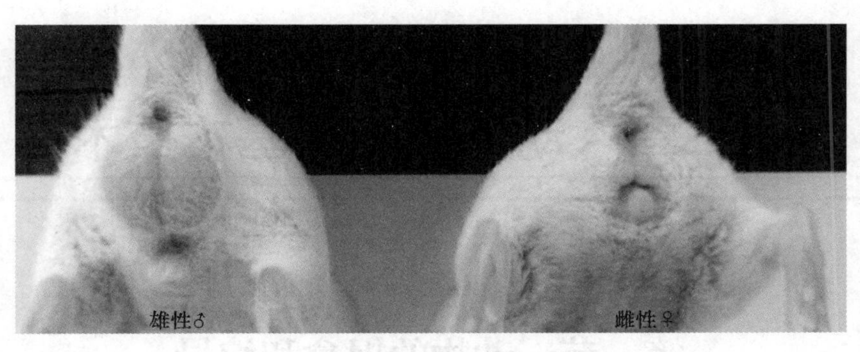

图 1-1-1　小鼠性别判定（见文前彩图）

表 1-1-2　常用实验动物的一般生理指标

实验动物 指标	小鼠	大鼠	豚鼠	兔
性成熟	49～63 d	80 d	♀30～45 d/♂70 d	5～8 个月
性周期	4～5 d	4～6 d	14～16 d	3～5 d
妊娠期	19～21 d	21 d	58～72 d	30～33 d
产仔数	6～9 只	6～10 只	3～4 只	6～8 只
哺乳期	20～22 d	21 d	21 d	25～45 d
体温	36～37℃	38～39℃	38.4～39.8℃	38.5～39.5℃
心率	500～600 次 /min	320～480 次 /min	150～400 次 /min	250～300 次 /min
血压	60～90/81～113 mmHg	60～90/75～120 mmHg	57/87 mmHg	80/110 mmHg
呼吸	84～230 次 /min	85～110 次 /min	69～104 次 /min	32～60 次 /min

（张宝来）

第二章　动物实验的基本技术

第一节　动物的捉拿和编号

一、实验动物的捉拿

1. 小鼠

可采用双手法和单手法两种捉拿方式（视频 1-2-1）。双手法：右手提起鼠尾，将小鼠放在鼠笼盖或其他粗糙面上，向后方轻拉，小鼠会用前肢抓住粗糙面，此时迅速用左手拇指和食指捏住小鼠颈背部皮肤，并以小指与手掌尺侧部夹持其尾根部，固定于手中（图 1-2-1A）。单手法：将小鼠置于笼盖或粗糙面上，先用左手食指与拇指抓住鼠尾，然后手掌尺侧及小指夹住其尾根部，同时用左手拇指与食指捏住其颈部皮肤（图 1-2-1B）。

视频 1-2-1　小鼠的捉拿方法

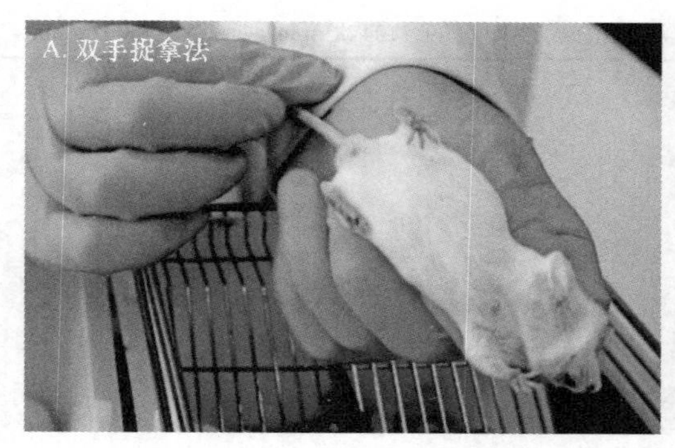

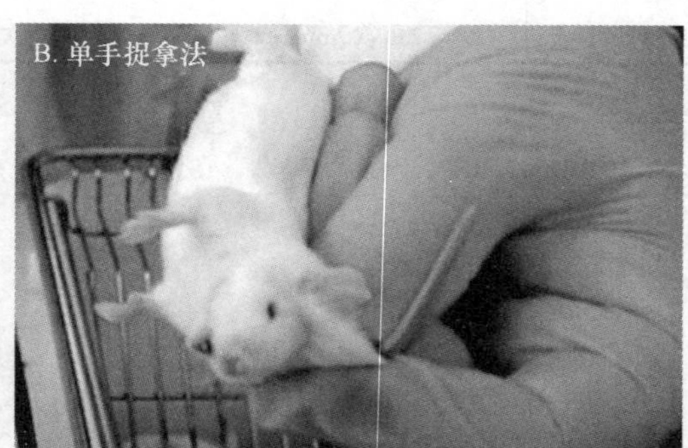

图 1-2-1　小鼠的捉拿方法

视频 1-2-2　大鼠的捉拿方法

2. 大鼠

大鼠易被激怒而咬人，捉拿时左手应戴防护手套，先用右手抓住鼠尾，再用左手拇指和食指固定其头部，其余手指与手掌握住背部和腹部。用力不宜过大，切勿紧捏其颈部，以免大鼠窒息死亡（图 1-2-2，视频 1-2-2）。

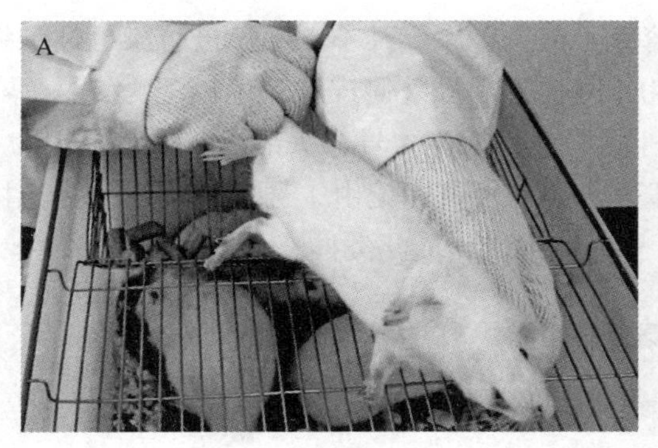

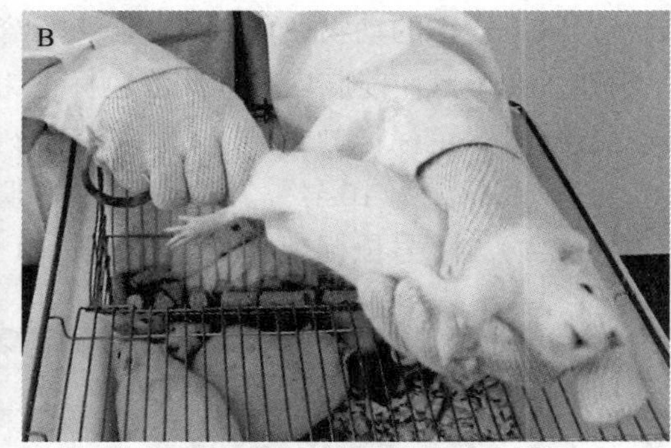

图 1-2-2　大鼠的捉拿方法

3. 豚鼠

豚鼠性情温顺不咬人，可用一只手直接从背侧握持豚鼠前部躯干，体重小的豚鼠用一只手捉拿即可，体重大的宜用双手，用另一只手托住其臀部（图 1-2-3）。

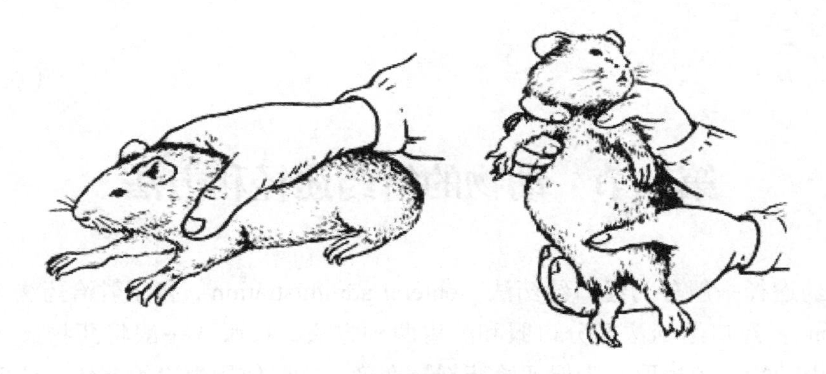

图 1-2-3　豚鼠的捉拿方法

4. 兔

用一只手抓住兔颈背部皮肤，将其提起，用另一只手托住其臀部，使兔呈坐位（视频 1-2-3）。

视频 1-2-3　兔的捉拿方法

二、实验动物的编号

药理实验人员常用多只动物同时进行实验，为了区分观察范围内的同种动物，应对实验动物进行编号，以便于观察，避免引起混淆。常用的方法有染色法、耳缘剪孔法、烙印法和号牌法等。可根据实验目的、动物种类和具备的条件选用相应的编号方法。编号应清晰易辨、简单耐用。对猫、犬、兔等较大的动物，可将号码牌固定于其身上；对白色的小鼠、大鼠等较小的动物，可用5%苦味酸溶液（黄色）涂于其不同部位进行染色标记编号。例如，在小鼠左前肢皮肤外侧涂色标记为1号，左后肢外侧皮肤涂色标记为2号，右前肢皮肤外侧涂色标记为3号，右后肢皮肤外侧涂色标记为4号，头部皮肤涂色标记为5号，尾巴根部标记为10号。其他编号相加即可，如6号鼠标记由1号标记加5号标记构成（图1-2-4），11号鼠标记由1号标记加10号标记构成，依此类推。

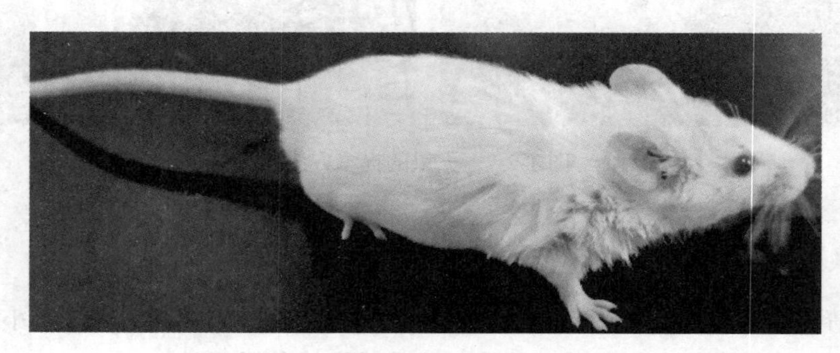

图1-2-4　小鼠编号示例（见文前彩图）

（张宝来）

第二节　动物的给药途径和方法

动物给药途径一般分为经口给药法（enteral administration）和注射给药法（parenteral administration）。经口给药法又分口服和灌胃两种方法，口服法一般将药物掺入饲料或溶于饮水中，由动物自由摄取，为保证给药剂量准确，一般使用灌胃给药法。注射法主要通过静脉、腹腔、肌内、皮下、皮内、椎管内注射等途径给药。

一、经口给药

1. 小鼠的灌胃方法

左手固定小鼠，右手持灌胃器，灌胃针头自口角进入口腔，紧贴上腭插入食道，插入深度2～3 cm即可注药。如遇阻力，不能强插，将灌胃针头抽回重插，以免刺破食管或误入气管，导致动物死亡（视频1-2-4）。小鼠常用灌药量一般为0.1～0.3 mL/10 g体重。

视频1-2-4　小鼠的灌胃方法

视频 1-2-5　大鼠的灌胃方法

2. 大鼠的灌胃方法

大鼠的灌胃方法与小鼠相似，但灌胃器需安装在 5～10 mL 注射器上（视频 1-2-5）。大鼠常用灌药量一般为 1～2 mL/100 g 体重。

3. 豚鼠的灌胃方法

体重＜200 g 的豚鼠，灌胃方法与大鼠相同；体重＞200 g 的豚鼠，需用木制开口器和胃管（可用导尿管替代）灌胃。

4. 兔的灌胃方法

一人就坐，将兔躯体固定于两腿之间，左手握住双耳。另一人将开口器横放在兔上下颌之间，舌面之上。然后将胃管（可用导尿管替代）经开口器中央小孔，沿上腭壁缓慢插入食道 15～18 cm，此时可将胃管另一端置于清水中，如无气泡逸出，即可注入药液。为确保管内药液全部注入动物胃内，注入药液后还应注入 10 mL 清水，随后紧捏胃管外口，拔出胃管，取出开口器（视频 1-2-6）。

视频 1-2-6　兔的灌胃方法

二、注射给药

1. 皮下注射（subcutaneous injection，s.c.）

注射部位常选用小鼠或大鼠背部皮下，此处皮肤比较松弛。小鼠皮下注射可一人操作，单手（左手）固定小鼠，右手持注射器于背部皮下注入药液（视频 1-2-7），小鼠注入药量一般为 0.1～0.2 mL/10 g 体重。大鼠皮下注射方法与小鼠皮下注射基本相似，可一人注射，也可由助手协助完成，大鼠注入药量一般为 1 mL/100 g 体重。

视频 1-2-7　小鼠皮下注射

2. 肌内注射（intramuscular injection，i.m.）

一人抓住小鼠头部皮肤和尾巴，另一人持针头规格为 4 号的注射器，将针头刺入小鼠后腿外侧肌肉内（视频 1-2-8），注射量一般不超过 0.1～0.2 mL/10 g。

视频 1-2-8　小鼠肌内注射

3. 静脉注射（intravenous injection，i.v.）

小鼠或大鼠的尾静脉注射：将小鼠或大鼠放进固定器，酒精涂擦尾部，以使血管扩张。注射针头自鼠尾部末端刺入，刺入血管后回抽针芯可见回血（视频 1-2-9）。常用注射量：小鼠 0.1～0.2 mL/10 g 体重，大鼠 1～

视频 1-2-9　小鼠尾静脉注射

2 mL/100 g 体重。

大鼠舌下静脉注射：亦可在麻醉状态下进行舌下静脉注射（视频 1-2-10）。

视频 1-2-10　大鼠舌下静脉注射

兔耳缘静脉注射：一人固定兔身和兔头，操作者拔掉兔耳缘静脉注射部位的被毛，用食指轻弹静脉血管，使兔耳边缘静脉扩张后，将针头从静脉末端刺入血管，左手拇指和食指固定针头和兔耳，右手注药（视频 1-2-11）。注药量一般为 2 mL/kg。

视频 1-2-11　兔耳缘静脉注射

4. 腹腔注射（intraperitoneal injection，i.p.）

将小鼠或大鼠固定后，手持注射器从下腹部腹中线稍左或右的位置刺入皮下，再以 45° 刺入腹腔，进针深度较皮下注射深（视频 1-2-12）。常用注射量：小鼠 0.1～0.2 mL/10 g 体重，大鼠 1～2 mL/100 g 体重。

视频 1-2-12　小鼠腹腔内注射

5. 椎管内注射（intraspinal injection，i.s.）

剪去兔腰骶部被毛约 5 cm×5 cm，依次用 2% 碘伏和 75% 乙醇脱脂棉球自内而外擦拭消毒，然后用左手肘关节及左肘夹住动物头部及其身体，使之固定不能活动，再用左手托兔臀部向腹侧弯曲，使腰骶部尽量屈曲，以增大脊突间隙。右手持注射器，针头自第 7 腰椎与第 1 骶骨间隙正中轻轻刺入，当针头到达椎管内（蛛网膜下腔）时，动物尾巴随针刺而动，或后肢出现弹跳，则证明刺中，若未刺中，不必完全拔出针头，以针头沿脊柱正中线稍微拔出一点，换方向再刺，当确认针头在椎管内时，即可注射药液（视频 1-2-13）。常用注射量：0.5～1.0 mL/ 只。

视频 1-2-13　兔椎管内注射

（张宝来）

第三节　动物的采血方法

一、小鼠和大鼠的采血方法

1. 剪尾采血法

将清醒小鼠或大鼠装入相应的固定器中，露出尾巴，先用手自上而下轻搓几下鼠尾，亦可用 75% 乙醇脱脂棉球涂擦或用温水浸泡鼠尾使其血管扩张，在小鼠或大鼠尾尖 4～6 mm 处横剪后，尾静脉血即可流出，再用手轻轻地从尾根部向尾尖挤捏，每次可取血 0.1～0.5 mL，供一般血常规实验用（视频 1-2-14）。采血后，用脱脂棉球压迫伤口止血。由于小鼠或大鼠血

视频 1-2-14　小鼠剪尾采血法

液易凝固，需要全血时，应事先将抗凝剂置于采血管中，如需要血细胞混悬液，则立即将血液与生理盐水混合。鼠尾采血法缺点：易出现溶血。

2. 眼眶静脉丛采血法

用左手拇指与中指抓住鼠颈部皮肤，食指按压头部向下，阻滞静脉回流，使眼球后静脉丛充血，眼球外突，右手持一次性微量采血管，从眼内眦部刺入，沿内下眼眶壁，向眼球后推进 4～5 mm，旋转采血管，切开静脉丛，血液自动进入采血管，轻轻拔出采血管，出血可自然停止（视频 1-2-15）。必要时可在同一穿刺孔重复取血。此法也适用豚鼠和兔。

视频 1-2-15　小鼠眼眶静脉丛采血法

3. 眼球采血法

左手持小鼠，拇指与食指捏紧头颈部皮肤，使小鼠眼球突出，右手持弯镊或止血钳，钳夹一侧眼球，将眼球摘出，小鼠倒置，头部向下，此时眼眶很快流出血液，将血滴入 1.5 mL 离心管（如用血浆需预先加抗凝剂），直至出血停止（视频 1-2-16）。此法由于取血过程中动物未死，心脏不断跳动，一般可取 0.8～1.0 mL 血量，是一种较好的取血方法，但只适用于一次性取血，且易出现溶血。

视频 1-2-16　小鼠眼球采血法

4. 心脏采血法

将鼠仰卧固定在鼠板上（亦可用手固定），用剪毛器将心前区被毛剪去，依次用 2% 碘伏、75% 乙醇脱脂棉球消毒此处皮肤，在动物左侧第 3与第4 肋间，用左手食指摸到鼠的心脏搏动，右手持连有 4～5 号针头的注射器，选择心脏搏动最强处穿刺，当针头正确刺入心脏时，由于心脏跳动的力量，血液自然泵入注射器。

5. 断头采血法

实验者戴乳胶手套（小鼠）或棉手套（大鼠），用左手抓紧鼠颈部位，右手持剪刀（亦可用动物断头器），从鼠颈部剪掉鼠头，迅速将鼠颈端向下，对准事先备好的离心管，收集从颈部流出的血液，小鼠可取血 0.8～1.2 mL，大鼠可取血 5～10 mL。该方法的缺点：易出现溶血。

6. 动脉或静脉采血法

1）颈 / 股动脉或静脉采血法：麻醉动物，仰卧位固定，剪去一侧颈部或腹股沟部被毛，切开皮肤，分离出静 / 动脉，注射器针头沿静 / 动脉走向刺入血管。体重 20 g 的小鼠可抽血 0.5～1.0 mL，200 g 体重大鼠可抽血 5～8 mL。也可把颈静脉或颈动脉用镊子挑起剪断，用试管取血或注射器抽血。股静脉连续多次取血时，穿刺部位应尽量靠近股静脉远心端。

2）腹主动脉采血法：此法较为常用，麻醉动物，剖开腹部，暴露腹主动脉，用注射器抽取血液（视频 1-2-17）。优点：采血量多，很少出现溶血现象；缺点：实验者的技术要求比较高，动物只能采一次血。

视频 1-2-17　小鼠腹主动脉采血法

二、兔的采血方法

1. 心脏采血法

将兔仰卧固定在兔板上（亦可由助手抓住兔上、下肢固定），剪去心前区被毛，依次用 2% 碘伏和 75% 乙醇脱脂棉球擦拭消毒皮肤。用左手触摸兔胸骨左缘第 3～4 肋间隙，选择心脏跳动最明显处作为进针点，右手持注射器，将针头轻轻插入胸腔，通过针头感受到心脏搏动时，再将针头刺进心脏，然后抽出血液（视频 1-2-18）。

视频 1-2-18　兔心脏采血法

2. 耳缘静脉采血法

拔去兔耳缘静脉被毛，轻弹耳缘，用 75% 乙醇脱脂棉球涂擦局部皮肤，或用手 / 小血管夹夹住耳根部，使血管充血扩张。持注射器从耳尖部按血液回流方向刺入静脉取血，或用手术刀片切开静脉，血液自动流出，采血后用脱脂棉球压迫进针部位止血。

3. 耳中央动脉采血法

将兔固定于兔箱，可先用手揉擦兔耳部，使中央动脉扩张。左手固定兔耳，右手持注射器，从兔耳中央动脉远端平行进针。一次可采血 15 mL，采血后用脱脂棉球压迫进针部位止血。注意抽血前使其血管充分扩张，在血管痉挛前尽快抽取血样，操作时间不宜过长。兔耳中央动脉远端抽血比较容易，根部组织较厚，抽血不易成功。

4. 兔颈静脉采血法

将兔仰卧位固定，剪去兔颈部上 1/3 静脉部位被毛，用碘伏或 75% 乙醇脱脂棉球消毒皮肤，剪开一小口，暴露颈静脉，手持注射器沿近心端平行刺入血管采血。此处血管较粗，取血较为容易，采血量较多，一次可取 10 mL 以上，采完后用干纱布或脱脂棉球压迫取血部位止血。

5. 股静脉采血法

先分离兔股静脉，注射器从股静脉下端朝向近心端方向平行刺入，缓慢抽出针栓即可采血。采完血样后，要注意用脱脂棉球或纱布压迫取血部位止血。若连续多次取血，采血部位应从远端（远心端）开始。

三、犬的采血方法

1. 心脏采血法

犬心脏采血方法与兔相似。先将犬麻醉固定，暴露胸部，剪去左侧第 3 至第 5 肋间被毛，依次用 2% 碘伏和 75% 乙醇脱脂棉球消毒，术者用手触摸心脏搏动最明显处（一般在胸骨左缘外 1 cm、第 4 肋间处可触到心脏搏动），避开肋骨，从肋间隙垂直进针。当注射器针头接触到心脏时，有搏动感。针头进入心腔时便有血液进入注射器，一次可采血 20 mL 左右。

2. 颈静脉采血法

将犬侧卧位固定，剪去颈部被毛，用 2% 碘伏或 75% 乙醇脱脂棉球消毒。一人拉直犬颈部，另一人用左手拇指压住颈静脉入胸腔部位，尽量使颈静脉充盈。右手持注射器，针头从远心端向近心端与血管平行刺入血管内采血。颈静脉在皮下易滑动，穿刺时注意拉紧皮肤，固定好静脉血管，采血后用脱脂棉球压迫取血部位止血。

3. 小隐静脉和头静脉采血法

犬小隐静脉从后肢外踝后方走向外上侧，头静脉位于前肢脚爪上方背侧正前位。用剪毛器剪去局部被毛，用 2% 碘伏或 75% 乙醇脱脂棉球消毒，一人用手握紧犬后肢，使皮下静脉尽量充盈，另一人穿刺采血。

4. 股动脉采血法

将犬（清醒或麻醉状态）仰卧背位固定，一人将犬后肢向外拉直，暴露腹股沟，剪去腹股沟被毛，用 2% 碘伏或 75% 乙醇脱脂棉球消毒，另一人用左手食指、中指触摸动脉搏动部位，并固定好血管，右手持注射器，针头与皮肤呈 45° 角，从动脉搏动最明显处直接刺入血管，抽取所需血液量，采血后，需较长时间用脱脂棉球或纱布压迫取血部位止血。

四、实验动物的总血容量和推荐的最大采血量

欧洲制药工业协会联合会（European Federation of Pharmaceutical Industries Associations，EFPIA）与欧洲替代方法验证中心（European Centre for the Validation of Alternative Methods，ECVAM）联合发布了关于对动物不同途径采血时所允许的采血体积指导原则。实验动物的血液总量和推荐的合适采血量见表 1-2-1，各种采血方法的优点和缺点见表 1-2-2，实验动物推荐的重复采血部位见表 1-2-3。

表 1-2-1　实验动物的血液总量和推荐的最大采血量

实验动物（体重）	血液总量/（mL/只）	采血量占血液总量的百分比			
		7.5%/mL	10%/mL	15%/mL	20%/mL
小鼠（25 g）	1.8	0.14	0.18	0.27	0.36
大鼠（250 g）	16	1.2	1.6	2.4	3.2
兔（4 kg）	224	17	22	34	45
犬（10 kg）	850	64	85	127	170
短尾猴（5 kg）	280	21	28	42	56
小型猪（15 kg）	975	73	98	146	195

表 1-2-2　实验动物各种采血方法的优点和缺点

采血途径	全身麻醉	组织损伤	重复采血	体积	实验动物
颈静脉	否	低	是	+++	大鼠、犬、兔
头静脉	否	低	是	+++	短尾猴、犬
大隐静脉	否	低	是	++	小鼠、大鼠、猴、犬
耳缘静脉	否	低	是	++	兔、小型猪
股静脉	否	低	是	+++	绒猴、短尾猴
舌下静脉	是	低	是	+++	大鼠
尾侧静脉	否	低	是	++	大鼠、小鼠、绒猴
颅大静脉	否	低	是	+++	小型猪
眼球后静脉丛	是	中/高	是	+++	小鼠、大鼠
耳中央动脉	否	低	是	+++	兔
剪尾采血	是	中	受限	+	小鼠、大鼠
心脏	是	中	否	+++	小鼠、大鼠、兔

表 1-2-3　推荐的实验动物重复采血部位

实验动物	推荐的重复采血部位	实验动物	推荐的重复采血部位
小鼠	大隐静脉、尾侧静脉	猕猴	头静脉、大隐静脉、股静脉
大鼠	大隐静脉、尾侧静脉、舌下静脉	绒猴	股静脉、大隐静脉
兔	耳缘静脉、耳中央动脉、颈静脉	小型猪	颅腔静脉
犬	头静脉、颈静脉、大隐静脉		

（张宝来）

第四节　动物的麻醉和处死方法

体内实验宜用清醒状态的动物，以便更加接近动物生理状态。但一些实验在施行手术前或实验时，为了消除疼痛或减少动物活动和挣扎影响实验结果，必须对动物进行麻醉，以利于实验的顺利进行。麻醉过浅或过深都会影响手术和实验的进程与结果。麻醉药品种类繁多，作用原理各不相同，它们除能抑制中枢神经系统外，还可引起动物其他生理机能的改变，因此可根据实验要求和动物的品种来确定麻醉药品。

一、实验动物的麻醉方式

1. 吸入麻醉

乙醚（ether）为吸入性麻醉药品，可用于各种动物，尤其是时间短的手术或实验。把浸过 5～10 mL 乙醚的脱脂棉铺在麻醉用的玻璃容器底部，利用其挥发性对玻璃罩内的动物进行麻醉，30～60 s 起效。在实验过程中，亦可于动物口鼻处放置 20～50 mL 针筒（抽去针栓），内置乙醚棉球，以延长麻醉时间。优点：动物麻醉深度易于掌握，比较安全，术后动物苏醒较快。缺点：需专人麻醉，麻醉初期动物常出现强烈兴奋现象，乙醚对呼吸道有较强的刺激作用，黏液分泌增加，易阻塞呼吸道而发生窒息死亡；此外，乙醚易挥发，对人亦有麻醉作用，乙醚易燃、易爆，使用时应避火、通风，注意安全。

2. 注射麻醉

1）巴比妥类（barbiturates）：各种巴比妥类药物的吸收和代谢速度不同，其作用时间亦长短不一。戊巴比妥钠在动物实验中最为常用，该品为白色粉末，常配成 0.3%～3% 水溶液，静脉或腹腔给药。一次给药的有效麻醉时间为 1～4 h，属中效巴比妥类药物。静脉注射时，前 1/3 药液可快速注射，以便快速度过兴奋期，后 2/3 药液则应缓慢注射，并密切观察动物的肌肉紧张程度、呼吸频率和深度以及角膜反射。实验动物被麻醉后，常因麻醉药作用、肌肉松弛和皮肤血管扩张，导致体温下降，故应保温。巴比妥类药物对呼吸中枢有较强的抑制作用，麻醉过深时，呼吸活动可完全停止。故麻醉时应注意防止给药过多、过快。此类药物对心血管系统也有复杂的影响，故不宜用于研究心血管功能的实验动物的麻醉。

2）乌拉坦（urethane）：乌拉坦化学名氨基甲酸乙酯，易溶于水，常配成 10%～25% 水溶液。对动物麻醉作用强大而迅速，安全范围广，多数动物实验都可使用，更适用于小动物麻醉。优点：价廉，使用简便，一次给药作用时间可持续 2～6 h，且麻醉过程较平稳；缺点：苏醒缓慢，麻醉深度较难掌握。乌拉坦对兔的麻醉作用较强，是兔实验常用的麻醉药品，对猫和犬则起效较慢，会诱发大鼠和兔肿瘤，不宜用于长期存活实验动物的麻醉。若注射剂量过大，可致动物血压下降，对呼吸影响也较大，但持久的浅麻醉状态对呼吸无明显影响。用此药麻醉时，动物保温尤为重要。

3. 局部麻醉

浸润麻醉、阻滞麻醉和椎管内麻醉常用 0.5%～1% 普鲁卡因注射液，表面麻醉宜用 2% 丁卡因溶液。动物实验多采用局部皮下浸润麻醉。

4. 常用注射麻醉药物的用法和用量

常用注射麻醉药物的用法和用量见表 1-2-4，常用实验动物的麻醉方法见表 1-2-5。

表 1-2-4　常用注射麻醉药物的用法与用量

麻醉药物	实验动物	给药途径	药物浓度 /（g/100 mL）	给药体积	给药剂量 /（mg/kg）	持续时间 /h
戊巴比妥钠	犬	i.v.	3	1 mL/kg	30	1～4
	猫	i.v.	3	1 mL/kg	30	1～4
	兔	i.v.	3	1 mL/kg	30	1～4
	大鼠	i.p.	1	0.45 mL/100 g	45	1～2
	小鼠	i.p.	0.45	0.1 mL/10 g	45	1～2
氨基甲酸乙酯（乌拉坦）	犬	i.v.	25	4 mL/kg	1 000	2～4
	猫	i.v.	25	4 mL/kg	1 000	2～4
	兔	i.v.	25	4 mL/kg	1 000	2～4
	大鼠	i.p.	10	1.4 mL/100 g	1 400	2～4
	小鼠	i.p.	10	0.14 mL/10 g	1 400	2～4

表 1-2-5　常用实验动物的麻醉方法

实验动物	方法	常用部位	注意事项
小鼠	吸入或注射麻醉	腹腔注射	
大鼠	吸入或注射麻醉	腹腔注射	
豚鼠	注射麻醉	腹腔或背部皮下	
兔	注射麻醉	耳缘静脉	先快后慢
猫	注射麻醉	腹腔或前、后肢皮下静脉	先快后慢
犬	注射麻醉	前或后肢皮下静脉	先快后慢

二、麻醉动物注意事项

（1）不同动物个体对麻醉药物的敏感性差异较大。因此，在麻醉过程中，除参照上述一般给药剂量外，还应密切观察动物的状态，以决定麻醉药物的具体用量；

（2）麻醉的深浅可根据呼吸的深度和快慢、角膜反射的灵敏度、四肢和腹壁肌肉的紧张性以及皮肤夹捏反应等进行判断。当呼吸突然变深变慢、角膜反射的灵敏度明显下降或消失、四肢和腹壁肌肉松弛、皮肤夹捏无明显疼痛反应时，应立即停止给药；

（3）静脉注射给药应注意先快后慢，以避免动物因麻醉过快、过深而死亡。当麻醉过深时，动物出现呼吸减慢，但仍有心跳，此时应立即进行抢救。可用手有节奏地压迫和放松胸廓，或推压腹腔脏器使膈上下移动。按压时不宜过重、过猛，以免造成肋骨骨折。如果按压过轻，则会影响抢救效果。

三、实验动物的处死方法

1. 颈椎脱臼法

常用于小鼠或大鼠。术者左手持镊子或用拇指、食指固定小鼠头后部，右手捏住鼠尾，用力向后上方牵拉，听到鼠颈部咔嚓声即颈椎脱臼，脊髓断裂，动物瞬间死亡（视频 1-2-19）。豚鼠：术者左手倒拿豚鼠，用右手掌尺侧或木棒猛击颈部，使颈椎脱臼迅速死亡。

视频 1-2-19　小鼠颈椎脱臼处死法

2. 断头法

常用于蛙类，用剪刀剪去头部；小鼠和大鼠也可用断头法处死，用断头器断头，或术者戴上手套，两手分别抓住鼠头与鼠身，拉紧并显露颈部，由助手持剪刀，从颈部剪断头部。

3. 空气栓塞法

术者用 50～100 mL 注射器，向静脉血管内迅速注入空气，气体栓塞心腔和大血管而使动物死亡。致猫与兔死亡的空气量为 10～20 mL，犬为 70～150 mL。

4. 大量放血法

主要用于麻醉状态下的较大动物。在猫麻醉状态下，切开颈三角区，分离出动脉，钳夹动脉上下两端，将插管插入动脉，再松开下方钳子，轻压胸部可放出大量血液，动物可立即死亡；在犬麻醉状态下，横向切开股三角区，切断股动脉，血液喷出，同时用自来水冲洗出血部位（防止血液凝固），3～5 min 动物死亡。采集病理切片标本宜用此法。

四、实验动物管理及动物尸体处理

按国家制定的《医学实验动物管理实施细则》妥善处理。

（张宝来）

第三章　药理实验的目的和要求

药理学（pharmacology）实验是药理学教学的重要组成部分，其目的不仅仅在于通过实验验证药理学中的重要基本理论，以便学生掌握药理学的基本概念，能将相关知识正确地应用于临床；更重要的是培养医学生的能力，培养医学生实验设计与统计分析的能力，使医学生初步具备对具体事物进行观察、比较、分析的能力，为今后解决实际问题奠定基础，同时培养医学生严肃、严谨、实事求是的工作作风。

一、实验前

（1）仔细预习药理学实验指导，了解拟进行实验的目的、要求、方法和操作步骤，领会其设计原理；

（2）结合实验内容，复习有关药理学、生理学、生物化学等方面的理论知识；

（3）预测实验各步骤可能出现的情况和实验中可能发生的问题。

二、实验时

（1）实验分若干个小组进行，每次实验前明确分工，同时要密切配合，保证实验时能各尽其责，有条不紊地完成实验。

（2）先检查仪器、药品、动物是否与实验内容相符合，妥善安排、正确安装实验器材。

（3）严格按相关规定的要求和步骤进行操作，准确计算给药量，注意爱护动物和标本，尽量节约实验材料和药品。

（4）保持实验室肃静和实验台面清洁整齐，注意遵守实验室规定，当仪器损坏时，立即报告教师，按规章处理。

（5）仔细观察实验过程中出现的现象，随时记录药物效应出现的时间、现象、症状、结果，对实验期间出现的异常现象，同学应首先独立思考，提出自己的见解，然后再与同学及老师讨论分析。

三、实验后

（1）认真整理实验结果，对实验数据进行统计学处理，经过分析讨论，作出最终结论，撰写实验报告，按时上交给指导老师批阅；

（2）值日生需主动参加整理、交还实验器材等收尾工作。按学校规定的流程处理动物尸体，将其他废物归类送至指定场所，做好实验室清洁卫生。

（路　莉）

第四章　药理实验设计的基本要求

一、重复（replication）

1. 精确可靠的实验结果能在同样条件下稳定地重复出来

重复有两个含义：一是只做一批实验，在不同个体上重复，如每一实验组要做多只动物，小鼠和大鼠一般每组要在10只以上，这种重复适合于绝大多数实验；另一种重复的含义是，每次每组做10只小鼠或大鼠（体内）或3个样品（体外），反复重复3次。

2. 重复时要求每组要有足够的动物数或标本数

不同实验要求的样本数不同，基本规律是实验个体的指标变异越小，则均数的标准差越小，所需样本数越小，反之要增大样本数。一般来说，计量资料所需样本数小，计数资料所需样本数多。前期做预试验时，对照组与实验组有差别，但显著性检验时 $p>0.05$，可能是样本数不足所致，正式实验时可增大样本数，如组间确有差异，样本数增大后差异可达显著性水平，如组间确无差别存在，样本数增大后，对照组与实验组在预试时出现的差别就会消失。

3. 重复实验时要严格控制实验条件

在各次重复中使条件尽量前后一致，严防干扰因素对各批实验产生影响。

应控制的干扰因素包括：

（1）动物方面：品系、性别、体重、年龄、饲料、饲养环境。

（2）药物方面：批号、纯度、剂量、注射体积、注射速度、酸碱度、温度、保存条件等。

（3）仪器：灵敏度、精确度、电压稳定性及操作熟练程度。

（4）环境：室温、气压、湿度、季节，甚至实验时间是上午还是下午或晚上、动物是群养还是单独饲养都会不同程度影响实验结果。

4. 药理实验基本实验例数

实验组的组数及每组动物数的设定，应以能够科学合理地解释所获得的实验结果，恰当地反映有生物学意义的作用，并符合统计学要求为原则。常见实验动物的基本例数如表1-4-1所示。

表 1-4-1 实验动物的基本例数

动物	例数 /（只 / 组）	计量资料	计数资料	备注
小鼠	10～30	≥10	≥30	小鼠和大鼠等小动物当按剂量分为 3～5 个剂量组进行实验时，每组动物可适当少一些，每组 8 只也可以，但每个药物的动物总数仍不应少于 30 只
大鼠	10～30	≥10	≥30	
豚鼠	8～20	≥6	≥20	
兔	8～20	≥6	≥20	
犬	5～15	≥5	≥10	
猴	5～15	≥5	≥10	

二、随机（random）

1. 随机分组

随机分组就是按照随机原则来进行抽样或分组，其目的是使一切干扰因素分配到各组时只受纯机遇的抽样误差的影响，由于机遇对每个组来说是相等的，未知因素可对每个组产生影响，使每个组的同一指标平行增加或减少，这就避免了实验者主观因素或其他偏差性误差的影响。如观察药物对大鼠实验性胃溃疡的影响，应先制备大鼠胃溃疡模型，然后将模型动物随机分配到各组中，从而避免了建模过程中人为的影响。对于短时间内难以完成的动物模型，应先确定随机顺序，按随机顺序操作，并按随机顺序将动物分配到各组。

近年来提倡均衡下的随机（随机区组法），即先将能控制的因素（性别、体重、年龄、感染程度等）先均衡地分档，然后在每一档中随机取出等量动物分配到各组，使那些较难控制因素（如活泼、饥饱和疲劳等）得到随机安排。

举例：某实验者有小鼠 50 只，雌雄各半，体重 18～22 g，欲分为 5 组，如何分组？

1）先将雌雄小鼠分开，各一笼，每笼 25 只；

2）将雌鼠 25 只按体重分笼，分别为 18 g、19 g、20 g、21 g、22 g，共 5 笼。每笼有相同体重小鼠若干只；

3）按统计软件，生成随机顺序如下：

第 1 号：4，3，2，1，5；

第 2 号：3，1，5，4，2；

第 3 号：1，3，5，4，2；

第 4 号：4，2，3，5，1；

第 5 号：1，2，4，3，5。

4）备好 5 个小鼠笼，分别标为：

第 1 组：正常对照；

第 2 组：模型对照；

第 3 组：受试药低剂量；

第 4 组：受试药中剂量；

第 5 组：受试药高剂量。

5）从 18 g 笼（如有 4 只小鼠）开始取小鼠，按第 1 号小鼠的随机顺序，依次放入第 4 组、第 3 组、第 2 组、第 1 组，第 5 组缺 1 只小鼠，从体重最为接近的 19 g 笼中取出 1 只。依此类推，将第 2 号至第 5 号小鼠按随机分组表分到相应组别。

重复上述过程，将 25 只雄小鼠随机分到 5 个实验组中。分组结果：各实验组同性别小鼠数量相等，各组平均体重相近，各组在不同体重档次中的小鼠数相近，各组鼠的营养状态及活泼程度接近。

常用随机分组表见表 1-4-2 和表 1-4-3。

表 1-4-2　5 组动物随机分组表

鼠号	组号				
1 号（5 只，1 只 / 组）	4	3	2	1	5
2 号（5 只，1 只 / 组）	3	1	5	4	2
3 号（5 只，1 只 / 组）	1	3	5	4	2
4 号（5 只，1 只 / 组）	4	2	3	5	1
5 号（5 只，1 只 / 组）	1	2	4	3	5
6 号（5 只，1 只 / 组）	4	5	1	2	3
7 号（5 只，1 只 / 组）	4	2	3	5	1
8 号（5 只，1 只 / 组）	3	4	1	2	5
9 号（5 只，1 只 / 组）	3	1	5	4	2
10 号（5 只，1 只 / 组）	2	5	1	4	3
11 号（5 只，1 只 / 组）	2	4	3	5	1
12 号（5 只，1 只 / 组）	3	5	1	2	4
13 号（5 只，1 只 / 组）	1	5	3	2	4
14 号（5 只，1 只 / 组）	2	5	4	1	3
15 号（5 只，1 只 / 组）	1	4	3	2	5

表 1-4-3　10 组动物随机分组表

鼠号	组号									
1 号（10 只，1 只 / 组）	4	3	7	2	1	8	5	6	9	10
2 号（10 只，1 只 / 组）	10	9	6	1	5	8	2	4	3	7
3 号（10 只，1 只 / 组）	1	3	8	5	7	4	6	2	10	9
4 号（10 只，1 只 / 组）	9	10	6	2	1	4	5	7	8	3
5 号（10 只，1 只 / 组）	7	1	2	8	4	3	6	5	9	10
6 号（10 只，1 只 / 组）	10	9	4	2	5	3	7	6	1	8
7 号（10 只，1 只 / 组）	4	2	7	6	3	5	8	1	9	10

续表

鼠号	组号									
8号（10只，1只/组）	9	10	8	6	7	1	2	4	5	3
9号（10只，1只/组）	7	3	8	1	6	5	4	2	10	9
10号（10只，1只/组）	10	9	8	4	1	2	3	6	7	5
11号（10只，1只/组）	8	2	4	3	6	5	1	7	10	9
12号（10只，1只/组）	10	9	5	6	2	3	8	7	4	1
13号（10只，1只/组）	6	1	5	7	3	2	8	4	10	9
14号（10只，1只/组）	9	10	5	2	8	7	6	1	3	4
15号（10只，1只/组）	1	7	6	4	8	3	2	5	9	10

2. 随机操作

（1）错误的操作：某实验者进行抗心肌梗死实验，将60只大鼠分为6组，进行冠状动脉结扎：分别为假手术组（只开胸不结扎冠状动脉）10只，模型对照组10只，阳性对照组10只，药物低、中、高剂量组各10只。实验时按组别顺序依次对第1～6组进行手术。

（2）正确的操作：共分10批进行。第1批手术动物，每组各做一只（平行操作），各组顺序随机排列。第2～10批如法进行。

三、对照（control）

对照是比较的基础，没有对照就没有比较，也就谈不上定量研究。在实验中设若干平行组，进行各组间比较。

1. 正常对照组（也称阴性对照组或空白对照组）

并不是不给任何处理的对照，而应施以和受试组相同的操作条件，如动物的饲养条件、药物溶媒、给药途径、给药次数、手术过程等。

2. 模型对照组

如制备肝硬化、高血压和心肌梗死等动物模型进行药理学实验时，需设模型对照组（不用药物治疗，给赋型剂，给药途径与受试药组相同）。

3. 阳性对照组

选已知药效药物，如研究目的是报批新药，应选已批准上市的药物或公认的有效药物作为对照；如系理论研究，可选未上市药物。所选药物尽量是同类药，以便比较作用强度。

（1）阳性药剂量选择：如要比较阳性药与受试药的作用强度，应设多个剂量组。如受经费等的限制，也可设一个剂量组，但此时设阳性对照组的作用只是考察方法的可靠性，不能得出受试药物作用强弱的结论。

（2）阳性药给药途径：如能做到，尽量与实验组相同。要使对照组与实验组具有可比性，必须符合一致性原则：除处理因素不同外，非处理因素应均衡一致（同时、同地、同条件、同种、同批、同病情）。

（3）设立阳性对照组的目的：

① 考察实验方法的可靠性和稳定性；

② 考察受试药的作用性质和强度，从而发现受试药的优缺点。

（张宝来）

第五章　药理实验给药剂量设计

观察药物作用时，实验动物的给药剂量是实验开始时必须确定的一个重要环节。剂量太小，作用不明显；剂量太大，又可能引起动物中毒死亡。受试药物一般要求设三个（低、中、高）或三个以上剂量。给药剂量的最终确定，应以预实验结果为依据。在进行预实验时，给药剂量可以按下列几种方法确定。

一、参考有关文献提供的药物剂量

由于同一种药物受批号、实验动物和环境条件等差异影响，药理作用有所不同，因此，必要时需通过预实验调整给药剂量。

二、将临床常用有效剂量换算成实验动物剂量

（1）新药的给药剂量，需通过预实验来确定。先用小鼠粗略地探索中毒剂量或致死剂量，然后用小于中毒量的剂量，或取致死量的若干分之一为给药剂量，一般为中毒剂量或致死剂量的 1/10～1/5。

（2）植物提取药粗制剂的剂量一般按生药量折算。

（3）化学药品可参考化学结构相似的已知阳性药物，特别是其结构和作用均相似的药物剂量。

（4）确定剂量后，如第一次实验作用不明显，动物也没有中毒的表现（如体重下降、精神不振、活动减少或其他症状），可以加大剂量再次实验。如出现中毒现象，作用较为明显，则应降低剂量再次实验。一般情况下，在适宜的剂量范围内，药物的作用常随剂量的加大而增强。所以，有条件时最好同时用多个剂量进行实验，以便迅速获得有关药物作用较为完整的资料。当剂量与作用强度之间毫无规律时，则更应慎重分析实验结果。

（5）参考 LD_{50}，一般应＜1/5～1/3 LD_{50}，如有效剂量接近 LD_{50}，所测实验结果应用价值不大。

（6）使用大动物（如犬、猪、猴）进行实验时，开始的剂量可采用鼠类剂量的 1/15～1/2，并根据动物的反应适当调整剂量。

（7）确定动物给药剂量时，要考虑给药动物的年龄大小和体质强弱。一般确定的给药剂量适用于成年动物，幼小动物应酌情减量；此外，进行拮抗实验或解毒实验时，剂量应

偏高；进行多药协同实验时，剂量应偏低。

（8）确定动物给药剂量时，要考虑给药途径不同，所用剂量也不同。如口服量为 100 mg/kg 时，则皮下注射量为 30～50 mg/kg，肌内注射量为 25～30 mg/kg，静脉注射量为 25 mg/kg。

三、实验动物与人用药量的换算

人与动物对同一药物的耐受性相差很大，一般来说，动物的耐受性要比人大，也就是单位体重的用药量动物比人要大。各种药物人的用量，很多资料上可查到，但动物用药量可查的资料较少，一般用于动物的药物种类远不如用于人的多。因此，必须将人的用药量换算成动物的用药量。一般认为，按体表面积用药（mg/m^2）比按体重用药更为合理，实验误差可以明显缩小。

体表面积不易直接测定，一般可根据动物体重和体型按 Meeh-Rubner 经验公式近似推算：$A=K\times(W^{2/3})/10\ 000$

式中：A 为体表面积（m^2）；W 为体重（g）；K 为常数，随动物种类不同而不同，小鼠和大鼠为 9.1，豚鼠为 9.8，兔为 10.1，猫为 9.9，犬为 11.2，猴为 11.8，人为 10.6。应当指出，从体重推算体表面积仍是粗略估计，不一定完全符合实测数据。

例：试算一体重为 1.8 kg 的兔的体表面积：

$$A=10.1\times(1\ 800^{2/3})/10\ 000$$

$$\lg A=\lg 10.1+2/3\times\lg 1\ 800-\lg 10\ 000=-0.825\ 5$$

$$A=0.149\ 5\ (m^2)$$

为使用方便，人与动物之间药物剂量可按“mg/kg 折算 mg/m^2 的转换因子”进行换算（表 1-5-1）。

表 1-5-1　不同标准体重动物之间的剂量折算表

动物（体重）	Meeh-Rubner 公式的 K 值	mg/kg折算mg/m^2 转换因子	其他动物与小鼠转换因子的比值
小鼠（20 g）	9.1	3	1
大鼠（200 g）	9.1	6	2
仓鼠（35 g）	9.0	4.1	1.37
豚鼠（400 g）	9.8	8	2.67
兔（2 kg）	10.1	12	4
猫（2.5 kg）	9.9	14	4.67
犬（10 kg）	11.2	19	8
猴（3 kg）	11.8	12	4
人（60 kg）	10.6	36	12

例：如给大鼠灌胃某利尿药的有效剂量为 250 mg/kg，试计算给犬灌胃的试用剂量是

多少？

查表 1-5-1 得：大鼠转换因子为 6，犬的转换因子为 19，按下式计算：

$$a\text{ 动物的剂量（mg/kg）}=b\text{ 动物剂量（mg/kg）}\times\frac{b\text{ 动物的转换因子}}{a\text{ 动物的转换因子}}$$

（1）由小动物剂量（如大鼠）换算大动物（如犬）剂量：

犬的试用剂量（mg/kg）＝大鼠剂量（mg/kg）（大鼠的转换因子 / 犬的转换因子）＝ 250×（6/19）＝78.95（mg/kg）。

（2）由大动物剂量（如犬）换算小动物（如大鼠）剂量：

大鼠的试用剂量（mg/kg）＝犬剂量（mg/kg）×（犬的转换因子 / 大鼠的转换因子）＝ 78.95×（19/6）＝250（mg/kg）

由表 1-5-1 可知，将 mg/kg 剂量折算成等效剂量，人为小鼠的 1/12、大鼠的 1/6、兔和猴的 1/3、犬的 1/2。

每次实验按表 1-5-1 进行折算颇为麻烦，故将其进一步简化为表 1-5-2。

表 1-5-2　由动物 a 到动物 b 的剂量折算表（括号中的数据为转换因子）

数据输入区	结果显示区（禁止输入数据）					
人（36）	猴（12）	犬（19）	兔（12）	豚鼠（8）	大鼠（6）	小鼠（3）
人 a	猴 b	犬 b	兔 b	豚鼠 b	大鼠 b	小鼠 b
1.00	3.00	2.00	3.00	4.50	6.00	12.00
猴 a	犬 b	兔 b	豚鼠 b	大鼠 b	小鼠 b	人 b
1.00	0.63	1.00	1.50	2.00	4.00	0.33
犬 a	兔 b	豚鼠 b	大鼠 b	小鼠 b	人 b	猴 b
1.00	1.58	2.38	3.00	6.00	0.50	1.58
兔 a	豚鼠 b	大鼠 b	小鼠 b	人 b	猴 b	犬 b
1.00	1.50	2.00	4.00	0.33	1.00	0.63
豚鼠 a	大鼠 b	小鼠 b	人 b	猴 b	犬 b	兔 b
1.00	1.33	2.67	0.22	0.67	0.42	0.67
大鼠 a	小鼠 b	人 b	猴 b	犬 b	兔 b	豚鼠 b
1.00	2.00	0.17	0.50	0.32	0.50	0.75
小鼠 a	人 b	猴 b	犬 b	兔 b	豚鼠 b	大鼠 b
1.00	0.08	0.25	0.16	0.25	0.38	0.50

说明：

（1）各种动物间给药剂量单位（g/kg、mg/kg 或 U/kg）需统一。

（2）为方便各种动物等效剂量的换算，可将表 1-5-2 编程到 Excel 表中，计算时只需在左侧第一列输入特定数据，右侧其他列即刻显示其他动物相对应的等效剂量。

四、测定量效曲线时如何确定给药剂量

在确定某一种受试药的最适剂量时，应从小剂量开始，在离体器官上按3倍或10倍递增，在整体动物上按2倍或3.16倍（$\sqrt{10}=3.16$）递增。不同药物有不同的量效曲线斜率，故递增比例不同，一般应按等比级数递增。在预实验已确定了最小有效量 a 和最大有效量 b、欲分组数为 n 的情况下，各组间的剂量比 r 可按下列公式推算。

$$r=\sqrt[n-1]{b/a}$$

各组剂量分别为 a，ar，ar^2，ar^3，ar^4，ar^5，…，ar^{n-1} 等。

例：如某药 $a=10$ mg/kg，$b=100$ mg/kg，剂量组 $n=3$，则剂量比如下：

$$r=\sqrt[3-1]{100/10}=\sqrt{10}=3.16$$

各组正确剂量设计见表1-5-3，错误剂量设计见表1-5-4。

表 1-5-3　正确剂量设计

给药剂量	剂量设计	剂量计算	剂量/（mg/kg）
低剂量	a	10	10
中剂量	ar	10×3.16	31.6
高剂量	ar^2	10×3.16×3.16	99.86≈100

表 1-5-4　错误剂量设计

剂量设计	剂量/（mg/kg）	剂量设计	剂量/（mg/kg）
低剂量	10	高剂量	100
中剂量	50		

因药物的剂量-效应规律一般是当剂量呈对数级数增加时，效应呈算数级数增加，当用算术剂量为横坐标、反应强度为纵坐标绘图时，量效曲线呈长尾S形，而将剂量改为对数剂量（各剂量在横坐标上依次为等距离），量效曲线呈对称的S形，在效应为20%～80%的范围内，基本为直线。直线化后的量效曲线可进行简单的直线回归，求出相关系数 r 及回归方程，进而计算出 ED_{50} 等。药效实验最理想的剂量范围是 ED_{20}～ED_{80}。

五、实验动物给药剂量的换算

1. 剂量换算

动物实验所用的药物剂量，一般按mg/kg或g/kg计算，为便于给药，应用时须从已知药物浓度换算出每千克体重应注射的药液体积（mL）。

例如：小鼠体重20 g，腹腔注射盐酸吗啡10 mg/kg，药物浓度为0.1%，给药体积应为多少毫升？

计算方法：0.1% 的溶液每毫升含药物 1 mg，与给药剂量 10 mg/kg 相当的每千克的给药体积为 10 mL/kg。小鼠 20 g，换算成千克为 0.02 kg，故给药体积为 10 mL/kg×0.02 kg=0.2 mL。

小鼠常以每 10 克给多少毫克药（mg/10 g）计算，但为方便给药，小鼠一般按每 10 克给多少毫升药（mL/10 g）计算。上例 20 g 小鼠注射 0.2 mL，相当于 0.1 mL/10 g。依此类推，22 g 小鼠，给药 0.22 mL。而大鼠给药剂量一般按每 100 g 体重给药多少毫升计算。

2. 药物配制

在动物实验中，经常需要根据给药剂量（mg/kg）和给药体积（mL/kg）配制相当的药物浓度，便于给药。

例如：给兔静脉注射戊巴比妥钠 30 mg/kg，给药体积为 1 mL/kg，应配制戊巴比妥钠的浓度是多少？

计算方法：因为给药剂量为 30 mg/kg，给药体积为 1 mL/kg，因此 1 mL 药液应含 30 mg 戊巴比妥钠，现计算其百分浓度：1∶30=100∶X，得X=3 000 mg=3 g，即 100 mL 药液中含 3 g 药物，故应配成浓度为 3% 的戊巴比妥钠溶液。

六、实验动物给药体积

实验动物的给药体积（表 1-5-5 和表 1-5-6）参见欧洲制药工业协会联合会（European Federation of Pharmaceutical Industries Associations，EFPIA）和欧洲替代方法验证中心（European Centre for the Validation of Alternative Methods，ECVAM）联合发布的关于动物不同给药途径的指导原则。

表 1-5-5　实验动物的常规给药体积　　mL/kg

实验动物	给药途径				
	口服	皮下注射	腹腔注射	肌内注射	静脉快速给药（1 min 内）
小鼠	10	10	20	0.05[a]	5
大鼠	10	5	10	0.1[a]	5
兔	10	1	5	0.25	2
犬	5	1	1	0.25	2.5
猕猴	5	2	[b]	0.25	2
绒猴	10	2	[b]	0.25	2.5
小型猪	10	1	1	0.25	2.5

a 每个肌内注射部位的用药量以毫升表示（不再按 mL/kg 计算），且注射部位每日不应超过两个。
b 无可用数据。

表 1-5-6　实验动物的最大给药体积　　mL/kg

实验动物	给药途径				
	口服	皮下注射	腹腔注射	肌内注射	静脉缓慢给药（5～10 min 内）
小鼠	50	40	80	0.1[a]	25
大鼠	40	10	20	0.2[a]	20
兔	15	2	20	0.5	10
犬	15	2	20	0.5	5
猕猴	15	5	[b]	0.5	[b]
绒猴	15	5	[b]	0.5	10
小型猪	15	2	20	0.5	5

a 每个肌内注射部位的用药量以毫升表示（不再按 mL/kg 计算），且注射部位每日不应超过两个。
b 无可用数据。

（吴勇杰）

第二篇　常见药理学实验

实验一　影响药物作用的因素

一、不同给药途径对药物作用的影响

【实验目的】

观察不同给药途径对药物作用的影响。

【实验原理】

不同的给药途径会对药物的起效速度产生影响，例如通常静脉注射（i.v.）快于肌内注射（i.m.）和皮下注射（s.c.），口服（p.o.）给药的药物吸收较慢，且部分药物有首过消除现象，生物利用度也较低。对于危重急症患者，为了迅速发挥药物的作用，通常采用静脉注射。因此，采用不同的给药途径，会影响药物起效速度的快慢，有的药物，采用不同给药途径，会产生不同的药理作用。例如硫酸镁，在口服时具有导泻和利胆的作用，而采用注射给药则会产生抗惊厥和降压的作用，其原因在于硫酸镁口服时因其极性高而难以在胃肠道被吸收，从而导致肠道内渗透压升高，进而阻止肠道水分的吸收，扩张肠道容积而产生导泄作用；注射给药时硫酸镁吸收迅速，镁离子在体内可拮抗钙离子作用。细胞内的钙离子可维持细胞的兴奋性，钙镁拮抗导致细胞内钙离子浓度降低，故而产生中枢抑制作用；钙离子也可参与神经递质的传递过程，钙镁拮抗导致进入突触前膜的钙离子数量减少，引起突触前膜神经递质释放减少，因此可引起肌肉松弛；此外血管平滑肌的收缩存在着兴奋-收缩耦联过程，兴奋-收缩耦联的关键物质是钙离子，给予硫酸镁后，钙镁拮抗使参与血管平滑肌兴奋-收缩耦联的钙离子数量减少，导致血压降低。

【实验材料】

（1）器材：1 mL 注射器、小鼠灌胃器、小鼠笼、电子秤、苦味酸棉球。

（2）药品：10% 硫酸镁溶液。

（3）动物：小鼠。

【实验步骤】

（1）取体重相近的小鼠 2 只，称重，并分别标记为 1 号和 2 号鼠，观察小鼠给药前的一般活动情况，如呼吸、肌张力、翻正反射、有无大便及其排便特点。

（2）1 号小鼠肌内注射（i.m.），2 号小鼠灌胃（i.g.），两小鼠给药体积均为 10% 硫酸镁溶液 0.15 mL/10 g（给药剂量 1.5 g/kg），观察并比较 1 号鼠和 2 号鼠的表现有何不同，将结果填入表 2-1-1。

表 2-1-1　不同给药途径对硫酸镁作用的影响

鼠号	给药途径	体重 /g	给药体积 /mL	观察指标描述			
				呼吸频率 /（次 / 分）	肌张力	翻正反射	大便
1 号	肌内注射 10% 硫酸镁						
2 号	灌胃 10% 硫酸镁						

【注意事项】

（1）如果 2 号小鼠灌胃给药后出现与 1 号小鼠（i.m.）相同的作用表现，可能是灌胃器刺破食道或胃黏膜，使药物吸收入血所致。

（2）如果 2 号小鼠给药后立即死亡，则应是灌胃针误入气管造成小鼠窒息死亡，应及时补做 2 号小鼠（i.g.）。

二、肝脏损伤对药物作用的影响

【实验目的】

观察小鼠肝脏损伤对药物作用的影响。

【实验原理】

肝脏是药物代谢的主要器官，药物经肝代谢后，药物通常极性增加，水溶性增强，易随尿液和胆汁排出体外。肝脏代谢对药物活性的影响是多方面的，大部分药物经肝脏代谢活性降低或失活，但有的药物活性反而增加，或者从无活性的前体药物转变为有活性的代谢产物，有的代谢产物甚至具有毒性。当肝脏功能不全时，以肝代谢灭活为主要消除方式的药物易发生蓄积中毒。四氯化碳是一种对肝细胞有严重毒性作用的化学物质，中毒动物常被作为中毒性肝炎的动物模型。本实验通过皮下注射四氯化碳，建立肝脏功能损伤的病理模型，观察肝脏功能损伤对戊巴比妥钠药理作用的影响。

【实验材料】

（1）器材：1 mL 注射器、小鼠笼、电子秤、组织剪、计时器、苦味酸棉球。

（2）药品：0.2% 四氯化碳（CCl_4）花生油溶液、0.2% 戊巴比妥钠。

（3）动物：小鼠。

【实验步骤】

（1）小鼠肝脏损伤模型（实验人员预先准备）：采用体重 18～22 g 小鼠，性别不限，于实验前 24 h 皮下注射 0.2% CCl_4 花生油溶液（0.1 mL/10 g）建立小鼠肝脏损伤模型。正常对照小鼠皮下注射等体积生理盐水。

（2）建模 24 h 后，取体重接近的正常对照小鼠和肝脏损伤模型小鼠各 1 只，称重编号后，两只小鼠均经腹腔注射 0.2% 戊巴比妥钠 0.2 mL/10 g（给药剂量 40 mg/kg）。

（3）记录两小鼠翻正反射消失和恢复的时间点，实验结束处死小鼠并解剖，观察肝脏外观有何不同。并按下列公式计算麻醉持续时间：

麻醉持续时间（min）＝翻正反射恢复时间点－翻正反射消失时间点

（4）统计：汇总全班实验结果，用 Excel 或其他统计软件进行统计分析，计量资料用均数 ± 标准差（$\bar{x}\pm s$）表示，两组样本之间的均数比较采用 t 检验，多组样本之间均数比较用单因素方差分析（LSD 法），方差不齐时采用 Tamhane's T2 法，$p<0.05$ 表示差别有统计学意义。将结果填入表 2-1-2。

表 2-1-2　肝功能状态对戊巴比妥钠麻醉作用的影响

组别	体重 /g	给药体积 /mL	翻正反射		麻醉持续时间 /min
			消失时间点	恢复时间点	
正常对照					
肝脏损伤					

【注意事项】

小鼠腹腔注射后如果立即出现死亡，则极有可能为注射器针头刺破腹主动脉失血过多所致，应剖腹检查，进一步确定小鼠死亡原因。

三、肾脏损伤对药物作用的影响

【实验目的】

观察肾脏损伤对卡那霉素作用的影响。

【实验原理】

肾脏是药物排泄的主要器官，肾功能不全时，以肾脏排泄为主要消除途径的药物易发生蓄积中毒。卡那霉素为氨基糖苷类抗生素，因极性较高，90% 左右的药物以原形经肾排泄，当肾功能不全时，药物极易在体内蓄积，产生毒性反应，急性中毒可因神经肌肉接头的阻滞作用而致心肌抑制、血压下降、肌肉松弛以及呼吸衰竭。氯化汞（$HgCl_2$）是一种对肾小管细胞有严重毒性作用的化学物质，中毒动物常被作为肾功能不全的动物模型。本实验通过小鼠腹腔注射氯化汞，建立肾功能不全的病理模型，观察肾脏功能不全对卡那霉素作用的影响。

【实验材料】

（1）器材：1 mL 注射器、小鼠笼、电子秤、组织剪、镊子、手术刀及刀片、苦味酸棉球；

（2）药品：0.05% 氯化汞（$HgCl_2$）溶液、2.5% 卡那霉素（250 000 U/mL）；

（3）动物：小鼠。

【实验步骤】

（1）小鼠肾脏损伤模型（实验人员预先准备）：体重 18～22 g 小鼠，性别不限，于实验前 24 h，腹腔注射 0.05% $HgCl_2$ 溶液 0.1 mL/10 g（即给药剂量 5 mg/kg），建立小鼠肾脏损伤模型。正常对照小鼠腹腔注射等体积生理盐水。

（2）建模 24 h 后，取体重接近的正常对照和肾脏损伤模型小鼠各 1 只，称重编号后小鼠均腹腔注射 2.5% 卡那霉素 0.15 mL/10 g（即给药剂量 375 mg/kg），观察给药后两只动物的肌张力、四肢运动、呼吸状态的变化。

（3）实验结束后解剖小鼠，观察动物肾脏外观（颜色及大小等）有何不同，并将结果填入表 2-1-3。

表 2-1-3　肾功能状态对卡那霉素作用的影响

组别	体重 /g	给药体积 /mL	观察指标		
			肌张力	四肢运动	呼吸频率 /（次 / 分）
正常对照					
肾脏损伤					

【注意事项】

（1）氯化汞，别名氯化高汞、二氯化汞、升汞，化学式 $HgCl_2$，白色晶体、颗粒或粉末；熔点 276℃，沸点 302℃，密度 5.44 g/cm^3（25℃）；有剧毒；溶于水、醇、醚和乙酸。

（2）氯化汞中毒的小鼠肾脏肿大。摘下肾脏，用刀片纵切，可见到皮质部苍白，髓质部有充血现象。

四、不同给药剂量对药物作用的影响

【实验目的】

观察不同给药剂量对药物作用的影响。

【实验原理】

药物的剂量对效应的强弱或作用性质会产生影响，在一定范围内，药物效应的强弱与剂量成比例，当达到一定程度后，剂量再增加则效应强度不会再增加，即达到最大效应，此时再增加剂量，则会产生作用性质的变化，例如从治疗作用转变为毒性作用或致死作用。戊巴比妥钠属于巴比妥类镇静催眠药，随剂量的增加，会出现镇静、催眠、抗惊厥、抗癫痫和麻醉作用，在临床上根据应用目的不同采用不同的给药剂量，当剂量过大则会因严重呼吸中枢抑制而导致死亡。

【实验材料】

（1）器材：1 mL 注射器、小鼠笼、电子秤。

（2）药品：0.25%、0.15% 和 0.025% 戊巴比妥钠溶液，苦味酸棉球。

（3）动物：小鼠。

【实验步骤】

（1）取体重接近的小鼠 3 只，体重 18～22 g，雌雄不限，称重、标记，并观察小鼠活动有无异常。

（2）1、2和3号小鼠分别腹腔注射0.025%、0.15%和0.25%戊巴比妥钠溶液0.2 mL/10 g，观察并比较3只小鼠有何不同，将结果填入表2-1-4。

表 2-1-4　不同给药剂量的戊巴比妥钠对药物作用的影响

鼠号	体重 /g	戊巴比妥钠 /（mg/kg）	主要表现
1			
2			
3			

【注意事项】

小鼠腹腔注射药物后如果立即死亡，则极有可能为注射器针头刺破腹主动脉，失血过多所致，应剖腹检查，进一步确定小鼠致死原因。

（崔明霞）

实验二　普鲁卡因的半数致死量测定（改良寇氏法）

【实验目的】

通过测定普鲁卡因（procaine）的半数致死量（median lethal dose，LD_{50}），掌握药物 LD_{50} 的测定方法。

【实验原理】

药理效应与剂量在一定范围内成比例，即剂量 - 效应关系（dose-effect relation），简称量效关系。量效关系中一些基本概念如图 2-2-1 所示。半数有效量（median effective dose，ED_{50}）指在一定的实验条件下，能引起 50% 的实验动物出现阳性反应的药物剂量；如效应为死亡，则称半数致死量。通常将 LD_{50}/ED_{50} 的比值称为治疗指数（therapeutic index，TI），其值越大，药物相对越安全。

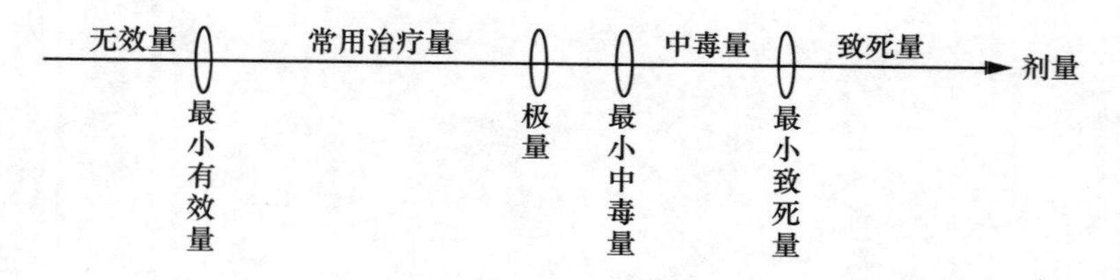

图 2-2-1　基本概念示意图

【实验材料】

（1）器材：电子秤、小鼠笼、注射器（1 mL）、长镊子、计算器、苦味酸棉球；

（2）药品：2.5% 普鲁卡因；

（3）动物：小鼠。

【实验步骤】

（1）先用少量动物（3～5 只 / 组）做预实验，以粗略获得死亡率为 100% 的剂量（LD_{100}）和死亡率为 0 的剂量（LD_0），然后在此剂量范围内，按等比级数分成 4～6 个剂量组，并按下列公式计算公比 r（r 小于 1.4 较为适宜）：

$$公式：r=\sqrt[n-1]{b/a}$$

式中：n 为欲分组数；b 为预实验 LD_{100} 的剂量；a 为预实验 LD_0 的剂量；r 为公比。则各组间的剂量分别为 a，ar，ar^2，ar^3，ar^4，…。一般 $1/r$ 值多采取 0.75～0.85。

假设本次实验分 5 组，经计算 $r=1.25$，$1/r$ 值为 0.80，据此计算出各组剂量为 102.4、128、160、200、250 mg/kg。

（2）取体重为 18～22 g 小鼠 50 只，雌雄兼用，随机分为 5 组，每组 10 只。然后按 0.1 mL/l0 g 体重腹腔注射不同浓度的普鲁卡因（表 3-2-1）。

（3）给药后，观察小鼠的一般情况，记录小鼠出现死亡时的症状和时间。一般未死亡的小鼠经 15～20 min 将恢复正常，故只需观察 30 min 内小鼠的死亡数。

（4）采用改良寇氏法计算 LD_{50}：寇氏法要求各组动物数相等，组数不少于 4 组，组间剂量等比（即相邻对数剂量呈等比级数），最小剂量组的小鼠死亡率不超过 20%（最理想为 0），最大剂量组的小鼠死亡率不低于 80%（最理想为 100%）。

经上述实验得出各组小鼠的死亡率后，按下列公式计算 LD_{50}：

$$LD_{50}=\lg^{-1}[X_m-\frac{d}{2}\sum(P_i+P_{(i+1)})]$$

式中：X_m 为最大对数剂量；
d 为相邻两组对数剂量的差；
P 为动物的死亡率，以小数表示；
$\sum P$ 为各组死亡率的总和；
i 为实验组顺序号。

当 $P_n=0$，$P_m=100\%$ 时，上式可简化为：

$$LD_{50}=\lg^{-1}[X_m-d(\sum P-0.5)]$$

式中：P_m：最高死亡百分率；P_n：最低死亡百分率；$\sum P$ 为各组死亡率总和。

将实验结果填入表 2-2-1，并计算普鲁卡因的 LD_{50}。

表 2-2-1　普鲁卡因 LD_{50} 的测定

组别	剂量 /（mg/kg）	对数剂量	实验动物数 / 只	死亡动物数 / 只	死亡率 P_i	$P_i+P_{(i+1)}$
1	250	2.397 9				
2	200	2.301 0				
3	160	2.204 1				
4	128	2.107 2				
5	102.4	2.010 3				

【注意事项】

（1）腹腔注射药物时，应注意正确的进针方法，针头误入小鼠腹主动脉会出现动物死亡。

（2）测定药物的半数致死量时，每组小鼠数量应≥10 只。

（秦红岩）

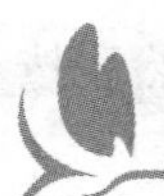

实验三　磺胺嘧啶钠在兔体内的药动学实验

【实验目的】

（1）掌握磺胺嘧啶钠（SD-Na）血药浓度的测定方法。

（2）熟悉主要药动学参数的计算方法。

（3）了解 SD-Na 在动物体内随时间变化的代谢规律。

【实验原理】

药物代谢动力学简称药动学，是研究药物的体内吸收、分布、代谢和排泄规律的学科。本实验通过单次静脉注射磺胺嘧啶钠，测定不同时间点兔体内的血药浓度，描绘机体内药物浓度随时间变化的药时曲线，计算药动学参数。磺胺嘧啶钠苯环上的氨基在酸性环境中发生离子化，生成铵类化合物，进而与亚硝酸钠发生重氮化反应生成重氮盐。重氮盐与麝香草酚在碱性环境中发生偶联反应，生成橙黄色的偶氮化合物，偶氮化合物的颜色深浅与磺胺嘧啶钠的药物浓度成正比。用分光光度计在 525 nm 波长处测定药物标准品与待测品的光密度值，即可计算出待测药物的浓度。

【实验材料】

（1）器材：电子秤，兔固定箱，剪毛器，脱脂棉球，注射器（1 mL 和 5 mL），移液器（100 μL、200 μL、1 mL 和 5 mL）及吸头，一次性试管（5 mL 和 7 mL），离心机，紫外分光光度计。

（2）药品：20% SD-Na，0.1 mg/mL SD-Na 标准液，20% 三氯乙酸，0.5% 亚硝酸钠，0.5% 麝香草酚（用 20% NaOH 配制），1% 肝素（用生理盐水配制），双蒸水。

（3）动物：兔。

【实验步骤】

1. SD-Na 标准曲线的制备及回归方程的计算

按表 2-3-1 在 7～10 mL 试管中加入相应试剂后，颜色如图 2-3-1 所示，用紫外可见分光光度计于 525 nm 波长处测定光密度值（optical density，OD_{525}）。

表 2-3-1　绘制 SD-Na 标准曲线时的主要实验步骤

步骤及项目	试管编号					
	0	1	2	3	4	5
① 加重蒸水 /mL	2.0	1.9	1.8	1.7	1.6	1.5
② 加 20% 三氯乙酸 /mL	1	1	1	1	1	1

续表

步骤及项目	试管编号					
	0	1	2	3	4	5
③加 0.1 mg/mL SD-Na 标准液	0	0.1	0.2	0.3	0.4	0.5
④摇匀						
⑤加 0.5% 亚硝酸钠 /mL	1	1	1	1	1	1
⑥加 0.5% 麝香草酚 /mL	2	2	2	2	2	2
⑦摇匀，测定 OD_{525} 值						
x=SD-Na 含量 /μg		10	20	30	40	50
y=OD_{525}						

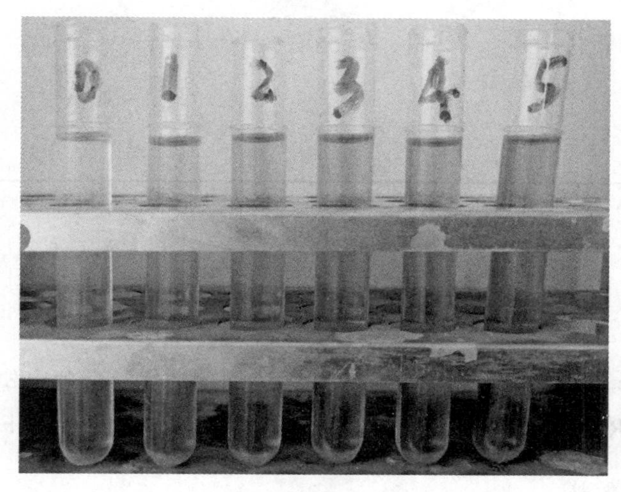

图 2-3-1　加入试剂后的颜色示意图（见文前彩图）

（1）将 x 和 y 值输入 Excel 工作表，数据选定→插入→散点图。

（2）选中散点图→点击右键→添加趋势线→选项中勾选：显示公式（E），显示 R 平方值（R）。

（3）Excel 表将自动生成标准曲线及回归方程（$y=a+bx$）。

2. SD-Na 血药浓度的测定

（1）标记试管：取 12 支 5 mL 试管，分为 2 排，每排 6 支，分别标记为 0-5 号。

（2）第 1 排的试管每管各加 20% 三氯乙酸 1 mL、蒸馏水 1.9 mL，混匀。

（3）兔称重：将兔装入兔固定箱，固定其头部，拔去采血部位的被毛。

（4）空白血：给药前兔耳缘静脉注射 1% 肝素 1 mL/kg 抗凝，取空白血约 0.2 mL。并将 0.1 mL 血液缓慢注入第 1 排 0 号试管，轻轻混匀，以 2 500 r/min 转速离心 10 min。

（5）给药：兔另一侧耳缘静脉注射 20% SD-Na 2 mL/kg，并准确计时。分别于给药后

5、10、15、30 和 60 min 自兔耳缘静脉（注射肝素侧）取血约 0.2 mL。并将 0.1 mL 血液缓慢注入第 1 排 1～5 号试管，轻轻混匀，以 2 500 r/min 转速离心 10 min。

（6）显色：取离心后上清液 1.5 mL 加至第 2 排 0～5 号试管，全部试管加 0.5% 亚硝酸钠溶液 0.5 mL，再加 0.5% 麝香草酚溶液 1 mL，混匀。

（7）比色：用 0 号管（空白血）调零后，于 525 nm 波长处测定光密度值（OD_{525}）→将光密度值代入标准曲线回归方程，求出 SD-Na 含量（μg），再除以血液体积 0.1 mL，得 SD-Na 血药浓度（μg /mL），对其取对数则为对数浓度（表 2-3-2）。

表 2-3-2　SD-Na 血药浓度测定

X/min	OD_{525}	SD 含量（μg）	Y/（μg/mL）	Y'
5				
10				
15				
30				
60				

注：X 为给药后的采血时间，Y 为血药浓度，Y' 为血药对数浓度。

【实验结果】

1. 药时曲线

以时间 X 和 SD-Na 对数浓度 Y' 作散点图，添加趋势线，选项中勾选：对数（O）、显示公式（E），显示 R 平方值（R），Excel 表自动生成回归方程 $Y'=A+BX$。

2. 算药动学参数

根据回归方程 $Y'=A+BX$ 中 A 和 B 值，计算下列药动学参数：

（1）消除速率常数：K（min^{-1}）$=-2.303B$（B 为斜率）

（2）血浆半衰期：$t_{1/2}$（min）$=0.693/K$

（3）初始浓度：C_0（mg/mL）$=lg^{-1}A$

（4）表观分布容积：V_d（mL/kg）$=D_0/C_0$（D_0 为给药剂量）

（5）消除率：Cl［mL/（kg · min）］$=KV_d$

（6）AUC（药时曲线下面积）$=C_0/K$

【注意事项】

（1）合理安排实验时间：一部分同学做标准曲线，另一部分同学做动物实验。采集好 1 个血样后立即开始实验，不必等所有样品收齐。标准品 SD-Na 用于制作标准曲线，注射剂 SD-Na 用于动物给药。

（2）每个移液器有一定的量程范围，移液器要在量程范围内使用：一档吸取溶液，二档释放溶液。调节移液器量程时，速度不可过快，避免损害内芯部件，吸头内有液体时不能横放移液器，避免液体倒灌入移液器内部，同时吸液速度不能过快，避免液体反冲进入移液器内部。单位换算：1 mL＝1 000 μL，0.1 mL＝100 μL。

（3）准确记录采血时间。兔耳缘静脉采血操作不熟练容易导致采血失败而影响实验进度，建议用兔心脏采血取代耳缘静脉采血，以缩短采血持续时间。将采取的动物血样先放入血样试管后，再用移液器准确吸取 0.1 mL 加入反应试管中进行反应。

（4）避免 20% SD-Na 沾染兔耳朵，以免影响实验结果。接触过 20% SD-Na 的手在采血前应清洗干净；每采一次血后，使用过的棉球、吸头应及时更换。

（5）消除速度常数的单位为时间的倒数，如 min^{-1}、h^{-1} 或 d^{-1} 等；计算初始浓度 C_0 时，其单位应与给药剂量单位相统一。

（6）使用分光光度计时注意：

① 打开仪器电源开关，预热 10 min。比色皿中液体加入量达到比色皿 3/4 体积即可。空白组用于调零，每次测定时只需更换测定组的比色皿。

② 测定完成后，测定液倒回原试管备用；比色皿用前要用蒸馏水冲洗干净，比色皿的外壁用擦镜纸擦干。

③ 样品槽放置样品时，比色皿的透光面应正对分光光度计的光源。测定时，关好样品室盖子，然后进行读数。

（刘　霞）

实验四 有机磷酸酯类中毒及其解救

【实验目的】

（1）观察并分析有机磷农药的中毒症状和机理。

（2）观察阿托品、碘解磷定对有机磷中毒的解救，熟悉两药的解毒机制。

【实验原理】

有机磷酸酯类（organophosphate）主要作为杀虫剂和战争毒剂。常见杀虫剂包括敌百虫、乐果、马拉硫磷、敌敌畏、对硫磷等，多为油状液体，有大蒜味，挥发性强，微溶于水。有机磷酸酯类对人体的危害以急性毒性为主，多发生于大剂量或反复接触之后，会出现一系列神经中毒症状，如大汗淋漓、肌肉震颤、精神错乱、语言失常，严重者会出现呼吸麻痹，甚至死亡。

有机磷酸酯类是一种难逆性抗胆碱酯酶药，可与乙酰胆碱酯酶（acetylcholinesterase，AchE）牢固结合，形成磷酰化胆碱酯酶（p-AChE），p-AChE 难以水解，使 AChE 失去水解乙酰胆碱（acetylcholine，Ach）的能力，造成体内 ACh 大量积聚，激动 M、N 受体，引起一系列的中毒症状，主要表现为毒蕈碱样、烟碱样症状和中枢神经系统症状。特异性中毒解救药物是阿托品和 AChE 复活药，对于中、重度中毒患者一般须两药合用。阿托品（atropine）能迅速对抗体内 ACh 的毒蕈碱样作用和部分中枢神经系统症状。而 AChE 复活药碘解磷定（pralidoxime iodide）能使被有机磷酸酯类抑制的 AChE 恢复活性，可迅速控制肌束颤动，对中枢神经系统的中毒症状也有改善作用。

【实验材料】

（1）器材：电子秤，注射器（2 mL、5 mL 和 10 mL），脱脂棉球，兔固定器，瞳孔测量尺，玻璃烧杯（50 mL 或 100 mL）。

（2）药品：5% 敌百虫（dipterex）溶液、0.1% 硫酸阿托品，2.5% 碘解磷定注射液。

（3）动物：兔。

【实验步骤】

（1）取兔一只，称重，观察其正常活动，包括一般活动情况、瞳孔大小（瞳孔尺测量）、唾液分泌、呼吸、大小便、肌张力及有无肌震颤等，并将结果填入表 2-4-1。

视频 2-4-1 有机磷酸酯类中毒的主要症状及其解救

（2）从兔耳缘静脉注射 5% 敌百虫溶液 2～4 mL/kg（即 100～200 mg/kg，具体给药剂量以出现明显中毒症状为准），观察给药后上述指标的变化，并将结果填入表 2-4-1。

（3）待兔出现明显中毒症状（如出现流涎、肌肉颤动）后，经兔耳缘静脉注射 0.1% 硫酸阿托品 1.5 mL/kg（即 1.5 mg/kg），观察兔中毒症状的解除情况，并将结果填入表 2-4-1。

（4）阿托品给药 15 min 后，再从耳缘静脉注射 2.5% 碘解磷定 2 mL/kg（即 50 mg/kg），观察给药后兔中毒症状的解除情况，并将结果填入表 2-4-1。

（5）有机磷酸酯类中毒的主要症状及其解救见视频 2-4-1。

表 2-4-1　阿托品与碘解磷定解救兔敌百虫中毒的作用

实验过程	主要观察指标						
	瞳孔 /mm	流涎	大小便	肌震颤	呼吸频率 /（次 /min）	心跳次数 /（次 /min）	其他
用药前							
给敌百虫后							
给阿托品后							
给碘解磷定后							

【注意事项】

（1）兔耳缘静脉注射敌百虫时要缓慢，以防由于推注过快致兔死亡。解救药物阿托品、碘解磷定应根据兔体重提前准备好，避免因给药不及时致兔死亡。

（2）应选定一位同学专门负责测量瞳孔大小，测量时注意光源方向，避免环境因素对测量的影响。兔耳缘静脉给药应从远端开始，避免血管破坏导致解救失败。

（3）兔大小便容易受到外界刺激和进食情况的影响，记录为增多或正常即可，不能用失禁描述。

（4）在实验过程中，如皮肤、黏膜等不小心直接接触到有机磷农药，应立即用自来水冲洗，禁用肥皂水冲洗，因敌百虫遇碱生成敌敌畏，毒性更强！

（宋竟婧）

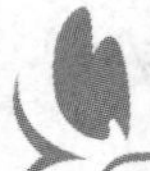

实验五　不同药物对兔肌松作用的影响

【实验目的】

（1）熟悉除极化型骨骼肌松弛药（简称除极化型肌松药）和非除极化型肌松药的作用特点。

（2）掌握不同类型肌松药中毒的抢救方法。

（3）熟悉肌松作用的监测方法。

【实验原理】

骨骼肌松弛药（skeletal muscular relaxants）

又称为 N_M 胆碱受体阻断药，作用于神经肌肉接头突触后膜的 N_M 胆碱受体，产生神经肌肉阻滞作用，故亦称为神经肌肉阻滞药（neuromuscular blocking agents），为复合麻醉的重要组成药物之一。但其只能使骨骼肌麻痹，而不产生麻醉作用，不能使病人的神志和感觉消失，也不产生遗忘作用。按其作用机制不同，将其分为两类：除极化型肌松药（depolarizing muscular relaxants），如琥珀胆碱（succinylcholine）；非除极化型肌松药（nondepolarizing muscular relaxants），如筒箭毒碱（d-tubocurarine）和阿曲库铵（atracurium）。

1. 除极化型肌松药

分子结构与 ACh 相似，能与神经肌肉接头突触后膜的 N_M 胆碱受体结合，产生与 ACh 相似但较持久的除极化作用，使神经肌肉接头突触后膜的 N_M 胆碱受体不能对 ACh 起反应，从而使骨骼肌松弛。抗胆碱酯酶药新斯的明不能拮抗除极化型肌松药（如琥珀胆碱）的肌松作用，反而会加强肌松作用，故除极化型肌松药中毒不能用抗胆碱酯酶药（新斯的明）来解救。

2. 非除极化型肌松药

能与 ACh 竞争神经肌肉接头突触后膜的 N_M 胆碱受体，但它与 N_M 胆碱受体的结合并不能引起突触后膜的除极化，从而使骨骼肌松弛。抗胆碱酯酶药新斯的明可拮抗其肌松作用，故其中毒可以用新斯的明来解救。

【实验材料】

（1）器材：小动物呼吸机 1 台，BL-420 生物信号采集与处理系统，张力换能器，刺激电极 1 个，手术剪，止血钳，兔台，镊子，注射器，铁支架 1 个、针头，缝合线，脱脂棉球、万能滑轮 1 个，烧杯，器械盘 2 个，兔气管插管。

（2）药品：0.05% 阿曲库铵，0.05% 琥珀胆碱，新斯的明，25% 乌拉坦（氨基甲酸乙酯）、生理盐水。

（3）动物：兔。

【实验步骤】

1. 术前准备

兔称重→麻醉→固定→剪毛备皮。

（1）兔耳缘静脉推注 25% 乌拉坦 4 mL/kg（后 2/3 应缓慢注入），麻醉后将其以仰卧位固定于兔固定台，剪去兔右下肢膝外侧及踝关节前面的被毛。

（2）准备 4 条缝合线，长 20～30 cm，浸泡于盛有生理盐水的小烧杯中备用。

2. 手术

气管插管→分离肌肉、神经→联机待测。

（1）兔气管插管：分离兔气管，沿气管插管（倒“T”形切口插管）后连接于小动物呼吸机，调节呼吸频率 30 次 /min，潮气量 24～26 mL，呼吸比 5∶4。

（2）分离胫前肌：于踝关节前做一长约 4 cm 纵形切口，手术视野下方以能暴露踝关节横韧带为止，分离皮下组织，切断横韧带，用镊子挑起最上层肌腱，即胫前肌肌腱，用缝合线结扎，在结扎处远端约 3 mm 处剪断肌腱，然后向上分离以暴露部分胫前肌（分离 1/3～1/2）。

（3）分离腓总神经：于膝关节中点外下 1 cm 处切开长约 5 cm 的纵形切口，同方向剪开肌腱膜，用止血钳向外牵拉肌层，则可见腓总神经由后上斜行前下进入胫前肌，用弯镊挑起腓总神经，轻轻分离附着于神经干上的结缔组织，然后穿缝合线备用。

（4）将结扎胫前肌腱的缝合线与张力换能器相连，将张力换能器连到电脑主机上，刺激电极插头接电脑主机，另一端置于腓总神经上，刺激电极前部用棉球蘸石蜡油擦拭干净。

（5）打开电脑，点击进入 BL-420 生物信号采集与处理系统。

3. 用药

（1）第一组：观察阿曲库铵的作用特点：

① 阿曲库铵的肌松作用：待肌肉收缩曲线平稳后，经兔耳缘静脉推注 0.05% 阿曲库铵，给药体积为 0.3 mL/kg，待肌肉收缩幅度降低时，立即进行“TOF”刺激，记录变化曲线。

② 新斯的明对阿曲库铵的拮抗作用：接上述实验，待肌肉收缩曲线恢复 10 min 后，再次静脉注射阿曲库铵 0.3 mL/kg。待肌松作用明显后，经兔耳缘静脉注射新斯的明 0.2 mL/kg，观察新斯的明对阿曲库铵肌松作用的影响。

（2）第二组：观察琥珀胆碱的作用特点：

① 琥珀胆碱的肌松作用（兔准备同前）：待肌肉收缩曲线平稳后，兔耳缘静脉注射0.05%琥珀胆碱0.4 mL/kg，观察有无肌收缩增强现象。待肌肉收缩幅度出现衰减时，立即进行“TOF”刺激（若参数中无“TOF”刺激，可选四个串刺激），记录变化曲线。注意与阿曲库铵进行比较，观察二者有何不同？待其自然恢复。

② 新斯的明与琥珀胆碱的协同作用：接上述实验，待肌收缩恢复10 min后，再次静脉注射琥珀胆碱0.4 mL/kg，待肌松作用明显后，经兔耳缘静脉注射新斯的明0.2 mL/kg，观察新斯的明对琥珀胆碱的协同作用，并与阿曲库铵进行比较。将结果填入表2-5-1。

表2-5-1　两种不同肌松药作用特点比较

指标	非除极化型：阿曲库铵	除极化型：琥珀胆碱
剂量		
作用潜伏期		
高峰时间		
维持时间		
对横纹肌的初始兴奋作用		
新斯的明对阿曲库铵肌松作用的影响		
新斯的明对琥珀胆碱肌松作用的影响		

【注意事项】

（1）静脉注射25%乌拉坦时注意注射速度，尤其是给药体积的后2/3，应密切观察动物的反应，以免动物因麻醉过深而意外死亡。

（2）兔气管插管与呼吸机连接好后要按“启动键”，呼吸机才能正常工作，确保呼吸机工作时“呼气末正压”关闭。

（3）熟悉胫前肌和腓总神经解剖结构，分离肌肉和神经时动作应尽量轻柔，避免对其他组织造成不必要的损伤。

（4）兔个体差异比较大，少数动物给予常规用量会导致兔死亡，有的兔在反复用药后才出现肌松作用，致使体内药物浓度过高，因此用药后应仔细观察动物的呼吸和心跳等变化。

（董淑弘）

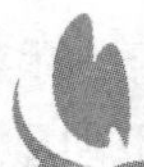

实验六　地西泮对小鼠自主活动的影响

【实验目的】

（1）观察地西泮（diazepam）的抗焦虑和镇静催眠作用。

（2）熟悉小鼠自主活动仪的使用方法。

【实验原理】

小鼠的自主活动可反映动物中枢神经系统的状态。通过小动物自主活动仪中的红外线装置测定小鼠的自发活动频率，记录单位时间内小鼠的活动次数，评价受试药对中枢神经系统的兴奋或抑制作用。

【实验材料】

（1）器材：ZZ-6 小鼠自主活动仪，电子秤，小鼠笼，小鼠灌胃器，注射器（1 mL），计时器，镊子，苦味酸棉球。

（2）药品：地西泮片（规格：2.5 mg/ 片）。

（3）动物：小鼠，18～22 g，雌雄不限。

【实验步骤】

1. 筛选

实验前测定小鼠自主活动次数（适应 3 min，测 10 min），筛选活动次数合格小鼠（淘汰活动次数过多或过少的动物）。

2. 分组

取活动次数相近的合格小鼠 2 只，将其随机分为两组：正常对照组（1 号）和地西泮组（2 号）。

3. 给药

2 号小鼠灌胃地西泮溶液（浓度 2 mg/mL），给药体积为 0.1 mL/10 g，即给药剂量为 20 mg/kg，1 号小鼠灌胃等体积蒸馏水。

4. 测定

计时，分别测定给药后 30 min、60 min、90 min、120 min 时的小鼠自主活动。测试条件：预适应 3 min，测定 10 min 内小鼠的站立和活动次数。

5. 统计

汇总全班实验结果，用 Excel 或其他统计软件进行统计分析。计量资料用均数 ± 标准差（$\bar{x}\pm s$）表示，两组样本之间的均数比较采用 t 检验，多组样本之间均数比较用单因素方差分析（LSD 法），方差不齐时采用 Tamhane's T2 法，$p<0.05$ 为差别有统计学意义。将结果填入表 2-6-1。

表 2-6-1　地西泮对小鼠自主活动的影响（$\bar{x}\pm s$）

组别	剂量 /（mg/kg）	给药后各时间点小鼠 10 min 内活动次数				
		0 min	30 min	60 min	90 min	120 min
正常对照（蒸馏水）	0					
地西泮	20					

【注意事项】

（1）小鼠自主活动次数的个体差异较大，实验前需筛选合格小鼠，即淘汰活动次数过多或过少的动物；

（2）测试小鼠自主活动时，需要安静的实验环境，避免大声吵闹和频繁来回走动，以免影响实验结果。

（徐明丽）

实验七　地西泮和戊巴比妥钠的抗惊厥作用

【实验目的】

（1）观察超大剂量异烟肼或中枢兴奋药回苏灵的中毒表现。

（2）观察地西泮和戊巴比妥钠拮抗异烟肼（isoniazid）或回苏灵（dimefline）致小鼠惊厥的作用。

【实验原理】

γ- 氨基丁酸（gamma-aminobutyric acid，GABA）是哺乳动物中枢神经系统中重要的抑制性神经递质，对机体多种功能具有调节作用。异烟肼是一种 GABA 合成抑制剂，可诱导小鼠发生阵挛性和强直性癫痫。回苏灵，也叫二甲弗林，可直接兴奋延髓呼吸中枢，并刺激机体颈动脉体化学感受器，提高呼吸中枢对二氧化碳（CO_2）的敏感性，使呼吸加深、加快。回苏灵也是中枢兴奋剂，大剂量可致实验动物出现惊厥或死亡。

【实验材料】

（1）器材：电子秤，小鼠笼，注射器（1 mL），计时器，镊子，苦味酸棉球。

（2）药品：3.5% 异烟肼（或 0.05% 回苏灵），0.5% 地西泮注射液，0.5% 戊巴比妥钠（pentobarbital sodium）。

（3）动物：小鼠，18～22 g，雌雄不限。

【实验步骤】

1. 分组

取体重相近小鼠 3 只，称重，随机分组并编号：

1 号鼠：给予地西泮；

2 号鼠：给予戊巴比妥钠；

3 号鼠：模型对照组。

2. 给药

（1）1 号鼠：腹腔注射（i.p.）0.5% 地西泮，给药体积为 0.15 mL/10 g，即给药剂量为 75 mg/kg；2 号和 3 号小鼠腹腔注射等体积生理盐水。

（2）15 min 后，1 号、2 号和 3 号小鼠均皮下注射（s.c.）0.05% 回苏灵，给药体积为 0.1 mL/10 g，即给药剂量为 5 mg/kg；或腹腔注射 3.5% 异烟肼，给药体积为 0.1 mL/10 g，即给药剂量为 350 mg/kg。

（3）当 2 号鼠出现惊厥（以后肢强直为惊厥指标），立即腹腔注射（i.p.）0.5% 戊巴比妥钠，给药体积为 0.1 mL/10 g，即给药剂量为 50 mg/kg。1 号和 3 号鼠不再给药处理。

3. 观察记录

观察并记录 3 只小鼠出现的症状（视频 2-7-1）。

视频 2-7-1 异烟肼致小鼠惊厥模型

4. 统计

汇总全班实验结果，用 Excel 或其他统计软件进行统计分析。计量资料用均数 ± 标准差（$\bar{x}\pm s$）表示，两组样本之间的均数比较采用 t 检验，$p<0.05$ 为差别有统计学意义。将结果填入表 2-7-1。

表 2-7-1 地西泮和戊巴比妥钠的抗惊厥作用（$\bar{x}\pm s$）

鼠号	组别	剂量 /（mg/kg）	惊厥潜伏期 /min	惊厥率 /%	死亡率 /%
1	地西泮	75			
2	戊巴比妥钠	50			
3	模型对照	生理盐水			

【注意事项】

（1）抢救用 0.5% 戊巴比妥钠，必须预先准备好，待惊厥发生时立即进行腹腔注射。

（2）在小鼠下腹部进行腹腔注射，进针切勿过深以免刺伤内脏，否则小鼠会因内脏出血而死。

（张宝来）

实验八　阿司匹林和吗啡镇痛作用的比较

【实验目的】

（1）观察阿司匹林和吗啡对小鼠的镇痛作用，并比较二者的不同。

（2）掌握热板法的实验方法。

【实验原理】

疼痛是一种因组织损伤或潜在的组织损伤而产生的痛苦感觉，常伴有不愉快的情绪甚至引起心血管和呼吸方面的变化。任何形式的刺激，只要达到一定强度成为伤害性刺激时，均可引起痛觉。疼痛也是机体的一种保护性机制，但是剧烈疼痛不仅给患者带来痛苦和紧张不安等情绪反应，还可引起机体生理功能紊乱，甚至诱发休克，所以缓解疼痛是临床用药的目的之一。本实验对两类不同镇痛药的镇痛作用进行比较。

制备动物疼痛模型的方法很多，有化学刺激法、热刺激法、电刺激法及机械刺激法。本实验采用热刺激法，将小鼠置于预先加热到55℃ ±0.2℃的金属板上，小鼠足底部接触热板，受热刺激而产生疼痛反应（舔后足）。以小鼠出现舔后足所需时间（s）作为痛阈值。通过测量小鼠痛阈值的改变来反映药物的镇痛作用，通常以给药后痛阈值延长1倍以上者作为有效镇痛药物。吗啡是麻醉性镇痛药，又称阿片类镇痛药，通过与不同脑区的阿片受体结合，模拟内源性阿片肽的作用，抑制腺苷酸环化酶，减少钙离子内流，抑制P物质释放，从而干扰痛觉冲动传入中枢而发挥镇痛作用。吗啡的衍生物盐酸吗啡是临床上常用的麻醉性镇痛剂，有极强的镇痛作用，主要用于严重创伤、烧伤和手术等引起的剧烈疼痛、晚期癌症疼痛、平滑肌痉挛性疼痛（如胆绞痛和肾绞痛）、心肌梗死引起的剧烈疼痛等。吗啡的常见不良反应包括易成瘾、抑制呼吸中枢和诱发便秘。

【实验材料】

（1）器材：电子秤、小鼠笼、注射器（1 mL）、小鼠灌胃器、小鼠热板仪、苦味酸棉球。

（2）药品：0.1% 盐酸吗啡注射液、4% 阿司匹林混悬液、生理盐水。

（3）动物：小鼠，18～22 g，全雌性。雄性小鼠受热时阴囊（对热敏感）下垂，易出现跳跃，观察不到舔后足现象。

【实验步骤】

（1）调节热板仪器温度到55℃ ±0.2℃。

（2）每班供应20只小鼠（两药同做动物数量翻倍），从中至少筛选出痛阈值为5～30 s的合格小鼠12只。

（3）不合格小鼠：①放入热板后，若小鼠跳跃者，需剔除；②反应时间<5 s或>30 s表示动物对刺激过度敏感或迟钝，需剔除。将两次痛阈值的平均值作为判断标准，但需注意两次测定的时间间隔不少于15 min。

（4）取合格小鼠称重、标号、随机分组、给药（表2-8-1），并测定小鼠给药后不同时间点的痛阈值（视频2-8-1）。

视频2-8-1　热板法测定小鼠的痛阈值

表2-8-1　实验方案

鼠号	药物	给药体积	剂量 /（g/kg）	给药方式
1	生理盐水（正常对照）	0.15 mL/10 g	0	腹腔注射
2	4% 阿司匹林	0.1 mL/10 g	0.4	灌胃
3	0.1% 盐酸吗啡	0.15 mL/10 g	0.015	腹腔注射

（5）统计：汇总全班实验结果，用Excel或其他统计软件进行统计分析，计量资料用均数 ± 标准差（$\bar{x}\pm s$）表示，两组样本之间的均数比较采用t检验，$p<0.05$为差别有统计学意义。将结果填入表2-8-2和表2-8-3。

表2-8-2　阿司匹林和吗啡对小鼠痛阈的影响（$\bar{x}\pm s$）

鼠号	药物	剂量 /（g/kg）	痛阈值 /s		
			给药前	给药后 30 min	给药后 60 min
1	生理盐水（正常对照）	0			
2	4% 阿司匹林	0.4			
3	0.1% 盐酸吗啡	0.015			

表2-8-3　阿司匹林和吗啡对小鼠痛阈提高百分率的影响（$\bar{x}\pm s$）

鼠号	药物	剂量 /（g/kg）	痛阈值提高百分率 /%	
			给药后 30 min	给药后 60 min
1	生理盐水（正常对照）	0		
2	4% 阿司匹林	0.4		
3	0.1% 盐酸吗啡	0.015		

【注意事项】

（1）痛阈提高百分率（%）$=\dfrac{\text{给药后痛阈值}-\text{给药前痛阈值}}{\text{给药前痛阈值}}\times 100\%$。

（2）一个热板仪一次只能放1只小鼠进行测试，需合理安排给药时间，防止测试时出现小鼠“堆积”现象。

（3）当热板内出现小鼠尿液、粪便和垫料等杂物时，需及时清理干净，以免影响实验结果。

（4）如小鼠 60 s 还没有出现舔后足现象，应立即取出，以防小鼠脚掌烫伤，痛阈值按 60 s 计。

（5）其他：注射器做好标记，不得混用。一个时间点只测定小鼠 1 次，行为学实验应注意避免刺激，如噪声和异味等。

（刘　霞）

实验九　阿司匹林对干酵母所致大鼠发热模型的解热作用

【实验目的】

（1）掌握建立干酵母（dry yeast）大鼠发热模型的方法。

（2）熟悉阿司匹林（aspirin，ASP）的解热作用。

【实验原理】

干酵母（dry yeast）所致的发热是由于注射部位局部发生溃烂，导致剧烈急性炎症反应，是目前常用的大鼠发热模型。解热镇痛抗炎药（antipyretic-analgesic and anti-inflammatory drugs）是一类具有解热、镇痛作用的药物，并且其中大多数药物还有抗炎、抗风湿作用，通过抑制环加氧酶（cyclo-oxygenase，COX）抑制前列腺素（prostagladins，PGs）的合成，从而缓解或消除PGs的致痛、致热和致炎作用。其典型代表药物为阿司匹林（aspirin，ASP），又名乙酰水杨酸（acetylsalicylic acid）。

【实验材料】

（1）器材：电子体温计、灌胃器、注射器（5 mL）。

（2）药品：阿司匹林肠溶片、高活性干酵母、白凡士林。

（3）动物：大鼠，180～220 g，雌雄不限。

【实验步骤】

1. 准备

实验前2天领取大鼠，并对大鼠进行适应性肛温测量，每天测2次。

2. 挑选

大鼠禁食不禁水8 h，实验前连续测肛温2次（间隔30 min），挑选合格动物（2次体温变化不超过0.5℃），取平均值作为正常体温。

3. 分组

按体温兼顾体重将合格大鼠分组，随机将其分为模型对照组和给药组（阿司匹林）。

4. 建模

在大鼠背部皮下注射（5 mL注射器）15%干酵母（生理盐水溶解），给药体积为

1 mL/100 g，6 h 后测定大鼠体温（体温升高小于 0.8℃的大鼠淘汰不用），并以此作为大鼠发热体温。

5. 给药

治疗组大鼠灌胃给予 2% 阿司匹林 1 mL/100 g，即给药剂量 0.2 g/kg。模型组大鼠给予等体积生理盐水。计时，测定给药后 30 min、60 min、120 min 的大鼠肛温。

6. 统计

汇总全班实验结果，用 Excel 或其他统计软件进行统计分析，计量资料用均数 ± 标准差（$\bar{x}\pm s$）表示，两组样本之间的均数比较采用 t 检验，$p<0.05$ 表示差别有统计学意义。将结果填入表 2-9-1。

表 2-9-1　阿司匹林对发热大鼠体温的影响（$\bar{x}\pm s$）

组别	正常体温 /℃	发热体温 /℃	给药后不同时间点体温 /℃		
			30 min	60 min	120 min
模型对照					
阿司匹林					

【注意事项】

（1）电子体温计探头涂少许凡士林，插入大鼠直肠 2 cm。为确保每次插入深度一致，可用胶布固定体温计探头 2 cm 处。

（2）实验前 2～3 天对大鼠进行适应性肛温测量，以便正式实验时大鼠性格变得温顺，适应测量过程。

（3）实验前需淘汰体温变化过大（2 次体温变化大于 0.5℃）或干酵母建模不成功（体温升高小于 0.8℃）的大鼠。

（张宝来）

实验十　对乙酰氨基酚对脂多糖所致兔发热模型的影响

【实验目的】

（1）掌握建立脂多糖致兔发热模型的方法。

（2）熟悉对乙酰氨基酚（acetaminophen，ACM）的解热特点。

【实验原理】

发热反应多由各种致热因子作用于机体，产生和释放内源性致热原，引起下丘脑前列腺素（prostaglandins，PGs）的合成和释放增多，作用于体温调节中枢，使体温调定点上移，产热增加或散热减少，体温随之升高。内毒素是主要的外源性致热原，其中起主要作用的是脂多糖中的类脂 A。

【实验材料】

（1）器材：兔固定箱，电子体温计，电子秤或 ZY-10 型婴儿秤，注射器（5 mL）。

（2）药品：脂多糖（lipopolysaccharide，LPS）；对乙酰氨基酚，规格：0.5 g/片；白凡士林。

（3）动物：兔，1.8～2.2 kg，雌雄不限。

【实验步骤】

1. 适应

将兔提前 3 天置于温度 22℃ ±2℃的实验环境中，每天用涂有少量凡士林的电子体温计轻轻插入直肠 4 cm 处（体温计探头 4 cm 处可用胶布固定，确保每次插入深度一致）测量兔体温，连续 3 天，使兔适应动物饲养环境和肛温测定刺激。

2. 分组

实验当天兔禁食不禁水 8 h，用兔固定台固定，连续测肛温 2 次，间隔 30 min，挑选体温合格的兔（淘汰两次体温波动＞0.5℃，或单次体温高于 40℃的兔），取平均值作为正常体温 T_0。取体温合格兔两只。

3. 建模

耳缘静脉注射 LPS 1 mL/kg（240 ng/mL，即给药剂量为 240 ng/kg），建立发热模型。

4. 给药

在注射脂多糖后 5 min 内，给一只兔灌胃 ACM（药物浓度 5 mg/mL，给药体积 5 mL/kg，即给药剂量 25 mg/kg），另一只兔（模型）给予等体积的蒸馏水。计时并测量兔给药后 1 h、2 h、3 h 和 4 h 直肠体温 T_x，计算体温变化值 ΔT（$\Delta T=T_x-T_0$）。

5. 统计

汇总全班实验结果，用 Excel 或其他统计软件进行统计分析，计量资料用均数 ± 标准差（$\bar{x}\pm s$）表示，两组样本之间的均数比较采用 t 检验，$p<0.05$ 为差别有统计学意义。将结果填入表 2-10-1。

表 2-10-1　对乙酰氨基酚对兔发热体温的影响（$\bar{x}\pm s$）

组别	剂量 /（mg/kg）	正常体温 /℃	给药后 ΔT/℃			
			1 h	2 h	3 h	4 h
模型	—					
ACM	25					

【注意事项】

（1）电子体温计探头涂少许凡士林，插入大鼠直肠 2 cm。为确保每次插入深度一致，可用胶布固定体温计探头 2 cm 处。

（2）实验前 2～3 天对大鼠进行适应性肛温测量，以便正式实验时大鼠性格变得温顺，适应测量过程。

（李　琳）

实验十一 利多卡因的抗心律失常作用

【实验目的】

（1）学习用氯化钡（barium chloride，$BaCl_2$）诱发大鼠心律失常模型，筛选抗心律失常药物的方法。

（2）观察利多卡因的抗心律失常作用。

【实验原理】

氯化钡能促使浦肯野纤维的 Na^+ 内流，提高舒张期的除极速率，从而诱发室性心律失常。Ba^{2+} 也可干扰心肌细胞内 K^+ 外流，使 4 相自动除极的最大舒张期电位绝对值降低，而使心肌细胞自律性提高，引起心律失常，可表现为室性早搏、二联律、室性心动过速、心室纤颤等。氯化钡诱发大鼠的室性心律失常模型常用于抗心律失常药物的筛选，奎尼丁、利多卡因、β 受体阻断剂等药对之有效。

【实验材料】

（1）器材：大鼠手术台，手术剪，手术镊，止血钳，注射器（1 mL 和 5 mL），4 号静脉输液针，电子秤，脱脂棉球，大鼠动脉夹，心电针式电极，BL-420 生物机能实验系统。

（2）药品：0.4% 氯化钡溶液，10% 水合氯醛溶液，0.5% 利多卡因溶液，生理盐水。

（3）动物：大鼠，体重 200～240 g，雌雄不限。

【实验步骤】

1. 对照组

（1）取大鼠 1 只，称重，腹腔注射 10% 水合氯醛溶液（给药体积为 0.3 mL/100 g，即给药剂量 300 mg/kg），麻醉，并将其仰卧位固定于手术台上。

（2）大鼠麻醉固定后，先在其舌下静脉插入充满生理盐水的静脉输液针（可见血液回流），用小动脉夹固定备用。连接二导联心电图（electrocardiogram，ECG），连接方式如图 2-11-1 所示，从右上肢开始依次为红、黄、绿、黑。先记录一段正常 ECG。

（3）用静脉输液针舌下静脉注射 0.4% 氯化钡溶液 0.1 mL/100 g，即给药剂量 4 mg/kg，记录 ECG 变化，观察心律失常出现时间、消失时间，计算心律失常持续时间；或观察心律失常出现的典型类型，待心律失常明显时，用静脉输液针静脉注射生理盐水 0.1 mL/100 g，观察 ECG 变化。

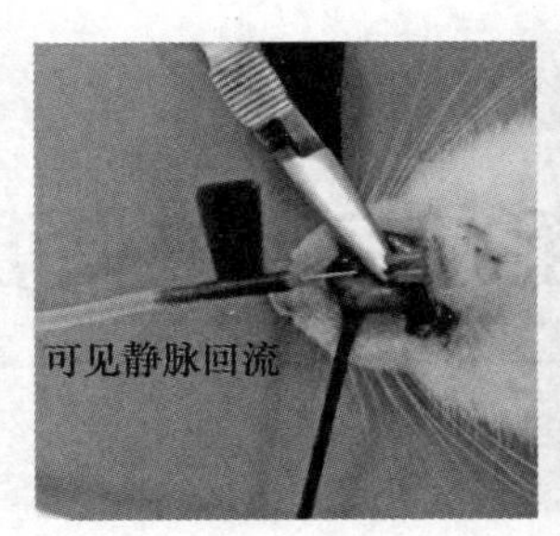

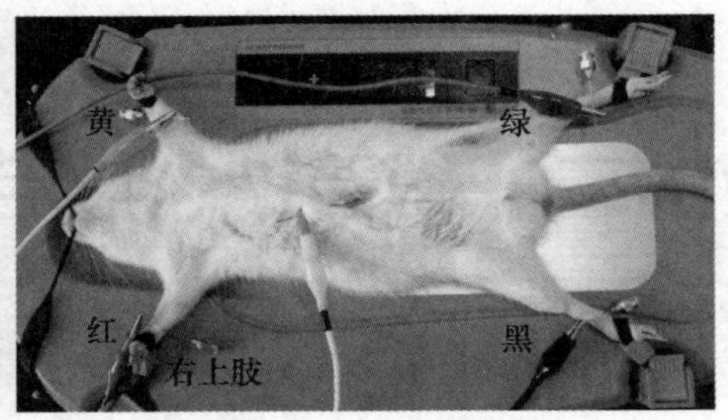

图 2-11-1　大鼠二导联心电图连接方式（见文前彩图）

2. 治疗组

另取大鼠 1 只，称重，用相同方法麻醉、固定大鼠，并诱导心律失常，待心律失常（包括室性早搏、二联律、三联律、室性心动过速、心室扑动和心室颤动等）出现后，立即用静脉输液针缓慢注射 0.5% 利多卡因，剂量为 0.1 mL/100 g，即 5 mg/kg，观察 ECG 变化（视频 2-11-1）。

视频 2-11-1　利多卡因的抗心律失常作用

3. 比较

比较 2 只大鼠的心电图变化及心律失常的持续时间，以能否立即终止心律失常，或以心律失常持续时间有无缩短等心电图变化为指标，评价利多卡因对氯化钡诱发心律失常的治疗作用。

【实验结果】

（1）大鼠正常心电图；

（2）氯化钡诱发后的心电图；

（3）利多卡因治疗后心电图。

【注意事项】

（1）利多卡因具有拮抗氯化钡诱发心律失常的作用，起效极快，因而在推注利多卡因期间即可开始记录心电图，以便观察心电图的变化过程。

（2）本实验中的水合氯醛不能以戊巴比妥钠等替代，否则不易引起较恒定的心律失常。

（李文广）

实验十二　硝普钠、腺苷的控制性降压作用

【实验目的】

（1）观察硝普钠、腺苷降压作用的特点及其对呼吸的影响。

（2）熟悉控制性降压的理论基础，了解其适应证、禁忌证和并发症。

（3）了解控制性降压的方法、常用药物浓度和监测管理。

【实验原理】

控制性降压（controlled hypotension）指在麻醉期间，对某些特殊手术，为了减少手术出血、提供清晰的手术视野、降低输血量，在保证重要脏器氧供情况下，使用药物或其他技术有目的地使患者血压降低至基础血压的70%左右，使手术野出血量随血压降低而减少，但又不至于出现重要器官的缺血缺氧性损害，可视具体情况控制降压的程度和持续时间，终止降压后血压可以迅速恢复至正常水平，不产生永久性器官损害，这一技术称为控制性降压。

【实验材料】

（1）器材：兔固定台，多功能生理记录仪（配压力换能器、三通管、张力换能器），缝皮针，手术缝线，气管插管1套，动脉夹，细塑料管（动脉插管），动物呼吸机，输液架，静脉输液针，注射器等。

（2）药品：3%戊巴比妥钠溶液，0.5%腺苷溶液，1%肝素生理盐水，0.01%硝普钠溶液（用锡箔或黑布包裹）

（3）动物：兔，1.8～2.2 kg，雌雄不限。

【实验步骤】

（1）经兔耳缘静脉注射3%戊巴比妥钠麻醉，给药体积为1 mL/kg，即给药剂量30 mg/kg。麻醉后将兔仰卧固定于兔台，分离颈总动脉并进行颈总动脉插管，连接压力换能器以监测血压（注意：此时不能放开动脉夹；整个换能器管道系统在动脉插管前要充满1%肝素生理盐水，排尽气泡）。

（2）通过张力换能器（剑突法）监测呼吸：在动物剑突处皮肤上缝一根丝线，丝线与张力换能器相连。

（3）将压力换能器和张力换能器连到电脑主机上。

（4）开启电脑。

（5）描记兔正常呼吸、血压波形后，静脉滴注0.01%硝普钠，滴速控制在30滴 /min左右，观察兔血压、呼吸变化。待血压降至稳定水平10 min后停药，观察血压恢复情况。

停药 30 min 后，再静脉注射 0.5% 腺苷，给药体积为 1 mL/kg，即给药剂量 5 mg/kg，观察给药期间及给药后兔血压、呼吸波形的变化，将结果填入表 2-12-1。

表 2-12-1　硝普钠、腺苷对兔呼吸和血压的影响

指标	正常	给硝普钠后	停药后血压恢复情况	给腺苷后
呼吸频率 /（次 /min）				
血压 /mmHg				

【注意事项】

（1）硝普钠不稳定，遇光容易分解，输液瓶外应用锡箔或黑布包裹。

（2）若无腺苷，可改用三磷酸腺苷（adenosine triphosphate，ATP），给药体积为 1 mg/kg。

（李文广）

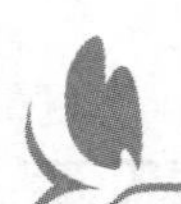

实验十三　祛痰药物实验

【实验目的】

（1）观察远志对小鼠痰液分泌的影响。

（2）了解祛痰药物的建模方法。

【实验原理】

小鼠腹腔注射指示剂酚红，经腹腔吸收后，部分可由支气管黏液腺分泌至气道，用5%碳酸氢钠溶液冲洗小鼠气管，收集从小鼠气管排出的酚红。酚红在碱性溶液中呈红色，在546 nm波长下测定吸光度值，从酚红标准曲线中求出气管排出的酚红量，以此观察受试药对呼吸道分泌的影响。

【实验材料】

（1）器材：电子秤、小鼠固定板、手术剪、眼科镊、试管架、标准酚红比色管、注射器（1 mL）、7号针头。

（2）药品：0.5%酚红溶液、100%远志煎剂、5%碳酸氢钠溶液、生理盐水。

（3）动物：小鼠，26～30 g，雌雄不限。

【实验步骤】

（1）取体重相近的小鼠2只（实验前需禁食12 h），分组，编号。实验组（2号）：用远志水煎液（1 g/mL）灌胃，给药体积为0.25 mL/10 g；对照组（1号）：灌胃等体积生理盐水。

（2）给药1 min后，两小鼠均腹腔注射0.5%酚红溶液0.2 mL/l0 g。

（3）注射酚红30 min后，用颈椎脱臼法处死小鼠，仰位固定，剪开小鼠颈部皮肤，分离并暴露气管，用1 mL注射器（带7号钝针头）吸取5% $NaHCO_3$溶液，给药体积为0.3 mL/10 g，通过小鼠口腔将针头插入气管中约2 cm，缓慢将溶液推入气管内，迅速抽出。如此来回灌洗3次后，将灌洗液注入试管。用上法重复3次，将灌洗液注入同一试管中。

（4）在546 nm波长下测定受试样品的吸光度值，并根据不同浓度（0、0.312 5、0.625、1.25、2.5、5.0 μg/mL）酚红溶液的吸光度值绘制标准曲线。用直线回归方程计算酚红排泌量。

（5）汇总全班实验结果，用Excel或其他统计软件进行统计分析，计量资料用均数±标准差（$\bar{x}\pm s$）表示，两组样本之间的均数比较采用t检验，$p<0.05$为差别有统计学意义，将结果填入表2-13-1。

表 2-13-1　远志对小鼠痰液分泌的影响（$\bar{x}\pm s$）

组别	药品	小鼠体重 /g	酚红排泌量 /（μg/mL）
实验组	远志煎剂		
对照组	生理盐水		

【注意事项】

（1）分离气管时尽量避开周围血管，以防出血，影响比色结果。

（2）用 5% 碳酸氢钠溶液灌洗小鼠气管，速度不宜太快，不要将空气推入气管内，以防肺脏破裂。

（朱丽萍）

实验十四 硫酸镁的导泻作用及阿托品对肠蠕动的影响

【实验目的】

观察硫酸镁的导泻作用和阿托品对肠蠕动的抑制作用。

【实验原理】

药物可通过不同的作用机制增强或抑制肠蠕动。本实验通过观察卡红溶液在小鼠胃肠道的推进距离，观察硫酸镁及阿托品（atropine）对胃肠道蠕动的影响。

硫酸镁经口服给药后，不易被肠道吸收，药物停留在肠腔内，使肠道内渗透压升高，阻止肠内水分被吸收，导致肠内容积增大，刺激肠壁，肠蠕动增加产生导泻作用。阿托品为竞争性M胆碱受体阻断药，与胃肠道平滑肌上的M受体有较高的亲和力，但内在活性小，却能阻断乙酰胆碱（acetylcholine，ACh）或胆碱受体激动药与受体的结合，降低胃肠蠕动的幅度和频率。此外，阿托品还有抑制腺体分泌、解除胃肠道平滑肌痉挛等作用。

【实验材料】

（1）器材：小鼠灌胃器，注射器（1 mL），固定板，小镊子，剪刀，大头针，刻度尺。

（2）药品：0.05%阿托品，1%卡红生理盐水（1 g卡红溶于生理盐水，定容至100 mL），卡红硫酸镁溶液（1 g卡红和5 g硫酸镁溶于生理盐水，定容至100 mL）。

（3）动物：小鼠。

【实验步骤】

（1）取禁食12 h的小鼠3只，体重18～22 g，雌雄不限，但同一实验小组最好选用同性别、体重相近的动物，称重，标记，分组。

（2）给药：

1）1号小鼠灌胃0.05%阿托品0.2 mL/10 g，即给药剂量为10 mg/kg，30 min后，再灌胃1%卡红生理盐水，0.5 mL/只。

2）2号小鼠灌胃卡红硫酸镁溶液，0.5 mL/只。

3）3号小鼠（阴性对照）灌胃1%卡红生理盐水，0.5 mL/只。

（3）给予1%卡红生理盐水30 min后，分别将3只实验小鼠处死，立即剖腹，仔细观察其肠系膜有无充血。从小鼠胃幽门到直肠分离肠系膜，把肠管拉成一条直线，测量每只小鼠卡红染色肠长度（自幽门至卡红颜色所至的一端的距离）及肠总长度（幽门至肛门总长度），并计算卡红向前移动的百分率：

$$卡红移动百分率（\%）=\frac{卡红染色肠长度}{肠总长度}\times 100\%。$$

（4）汇总全班实验结果，用 Excel 或其他统计软件进行统计分析，计量资料用均数 ± 标准差（$\bar{x}\pm s$）表示，两组样本之间的均数比较采用 t 检验，$p<0.05$ 表示差别有统计学意义。并将结果填入表 2-14-1。

表 2-14-1　硫酸镁的导泻作用及阿托品对小鼠肠蠕动影响

组别	肠系膜充血情况	肠容积大小	肠总长度 A /cm	卡红染色肠长度 B /cm	（B/A）/%
对照组					
硫酸镁					
阿托品					

【注意事项】

（1）灌胃时注意不要将液体灌入小鼠气管。

（2）小心分离肠管，避免拉断肠管，测量肠管长度时不宜过度牵拉。

（3）卡红溶液向前移动时可能出现中断现象，应以移动最远处为测量终点。

（刘　霞）

实验十五　糖皮质激素对巴豆油所致小鼠耳肿的影响

【实验目的】

（1）学习巴豆油致小鼠耳肿的方法。

（2）观察地塞米松或氢化可的松的抗炎作用。

【实验原理】

炎症反应是临床常见病理生理反应，多种病因可诱发炎症反应，如感染、缺血、抗原－抗体反应、化学或机械损伤等。巴豆油主要成分佛波酯（12-O-tetradecanoylphorbol 13-acetate，TPA），是一种强致炎物质，可使局部毛细血管扩张，血管通透性增高，炎症细胞聚集，炎症介质的释放增加，表现为炎症部位明显肿胀、体积增大，巴豆油所致小鼠耳急性炎症模型可用于抗炎药物的筛选。地塞米松具有很强的抗炎作用，作用持续时间长，为长效糖皮质激素，主要通过增加血管紧张性，减轻充血，降低毛细血管通透性，减轻渗出、水肿；抑制白细胞浸润、吞噬反应，减少炎性介质的释放，从而缓解红、肿、热、痛等症状。

【实验材料】

（1）器材：小鼠笼，注射器（1 mL 和 5 mL），打孔器（直径 7～9 mm），苦味酸棉球。

（2）药品：巴豆油混合液［巴豆油∶乙醚∶蒸馏水∶无水乙醇（体积比）＝0.4∶14.6∶1∶4］，地塞米松注射液。

（3）动物：小鼠，体重 18～22 g，雌雄不限。

【实验步骤】

1. 分组

取性别相同、体重相近的小鼠 2 只，将其随机分为模型对照和地塞米松 2 组。

2. 给药

治疗组小鼠腹腔注射 0.02% 地塞米松 0.1 mL/10 g，即给药剂量 2 mg/kg，模型对照组小鼠腹腔注射等体积生理盐水。

3. 计算肿胀抑制率

给地塞米松 30 min 后，将巴豆油 100 μL 均匀涂在小鼠右耳正、反两面（各 50 μL），建立小鼠耳肿模型。左耳作为对照，于致炎 2 h 后，用颈椎脱臼法处死小鼠，沿耳廓基线剪下双耳，用打孔器（直径 7～9 mm）分别在同一部位打下小鼠左、右耳片，称重，以左、右耳片重量之差为肿胀度，并计算出肿胀抑制率。

$$抑制率（\%）=\frac{模型对照组肿胀度均值-治疗组肿胀度均值}{模型对照组肿胀度均值}\times 100\%$$

4. 填表

将实验结果填入表 2-15-1。

表 2-15-1　地塞米松对巴豆油所致小鼠耳肿的影响

组别	右耳片重量 / mg	左耳片重量 / mg	肿胀度 / mg	抑制率 / %
模型对照				
地塞米松				

【注意事项】

（1）涂致炎剂的部位应与取下的小鼠耳片相吻合，及时称重。

（2）打孔器应锋利；实验环境温度、湿度应恒定。

（张宝来）

实验十六　地塞米松对角叉菜胶所致大鼠足肿的影响

【实验目的】

（1）通过向动物后肢足跖注入一定剂量的致炎剂（颗粒性异物、异性蛋白、化学物质等），造成动物足跖明显肿胀、体积增大，学习建立动物急性炎症模型及检测的方法。

（2）测定用药前后动物足跖肿胀程度，观察炎症的发生和地塞米松的抗炎作用，通过动物实验理解糖皮质激素类药物的作用效果。

【实验原理】

炎症反应是临床常见病理生理反应，多种病因可诱发炎症反应，如感染、缺血、抗原－抗体反应、化学或机械损伤等。角叉菜胶（carrageenan）属于颗粒性异物，注入大鼠足跖皮下，可使局部毛细血管扩张、血管通透性增高，表现为足跖明显肿胀，体积增大，短时间内出现一系列类似人体组织急性炎症反应，常用于抗炎药物的筛选和药效学评价，这是一种经典的筛选抗炎药物的动物模型。角叉菜胶致大鼠的足肿胀主要与注射部位前列腺素 E_2（PGE_2）升高有关。地塞米松具有很强的抗炎作用，作用持续时间长，为长效糖皮质激素，能通过多种机制显著抑制各种致炎因素引起的炎症反应，如增加血管紧张性，减轻充血；降低毛细血管通透性，减轻渗出、水肿；抑制白细胞浸润、吞噬反应，减少炎性介质的释放，从而缓解红、肿、热、痛等症状（图 2-16-1）。

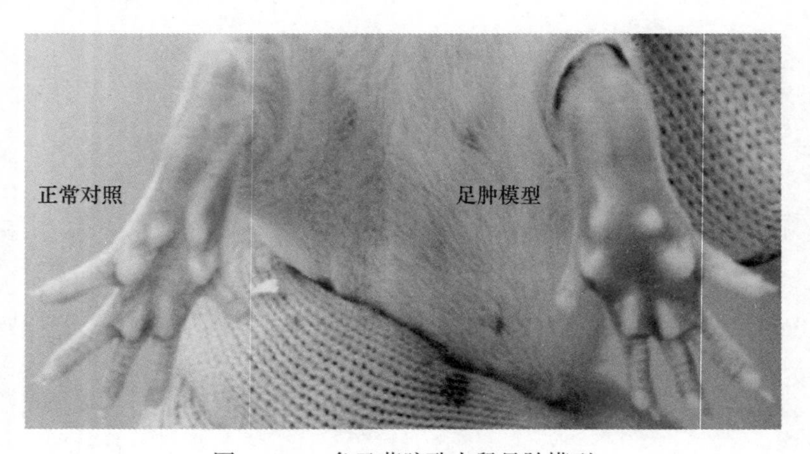

图 2-16-1　角叉菜胶致大鼠足肿模型

【实验材料】

（1）器材：足跖容积测量仪，油性记号笔或圆珠笔，注射器（1 mL 和 5 mL），大鼠固定器，苦味酸棉球。

（2）药品：1% 角叉菜胶，地塞米松注射液（2 mg/mL）。

（3）动物：大鼠，体重 150～170 g，雌雄不限，但同一实验小组最好选用同性别、体重相近的动物。

【实验步骤】

1. 分组

取同性别、体重相近的大鼠 2 只，将其随机分为模型对照和地塞米松两组。用圆珠笔或油性记号笔在大鼠右后肢做标记（围绕踝关节画一圈），测定并记录给药前每只大鼠右侧后足足容积。

2. 给药

地塞米松组大鼠腹腔注射地塞米松（药物浓度 2 mg/mL，给药体积 0.1 mL/100 g，即给药剂量 2 mg/kg），模型对照组腹腔注射等体积生理盐水。

3. 建模

给药后 10 min，每只大鼠右后肢足跖中部皮下注射 1% 角叉菜胶 0.1 mL，注意进针部位应远离足跖中部（视频 2-16-1）。

视频 2-16-1　角叉菜胶致大鼠足肿模型

4. 观察

注射 1% 角叉菜胶后 0.5 h、1 h 和 2 h，用足跖容积测量仪测大鼠足容积（视频 2-16-1），计算肿胀度（%）：

$$\text{肿胀度（\%）}=\frac{\text{致炎后的足容积}-\text{致炎前的足容积}}{\text{致炎前的足容积}}\times 100\%$$

5. 统计

汇总全班实验结果，用 Excel 或其他统计软件进行统计分析，计量资料用均数 ± 标准差（$\bar{x}\pm s$）表示，两组样本之间的均数比较采用 t 检验，$p<0.05$ 为差别有统计学意义。将结果填入表 2-16-1 和表 2-16-2。

表 2-16-1　地塞米松对角叉菜胶致大鼠足容积的影响（$\bar{x}\pm s$）

组别	体重 /g	给角叉菜胶前足容积 /mL	致炎后足容积 /mL		
			0.5 h	1 h	2 h
模型对照					
地塞米松					

表 2-16-2　地塞米松对角叉菜胶致大鼠足肿胀度的影响（$\bar{x} \pm s$）

组别	体重 /g	给角叉菜胶前足容积 /mL	致炎后足肿胀度 /%		
			0.5 h	1 h	2 h
模型对照					
地塞米松					

【注意事项】

（1）角叉菜胶溶解性较差，需研磨成细粉，用盐水混悬，用内切式匀浆器充分打匀。皮下注射（s.c.）时选用一次性 1 mL 注射器和 5 号针头，从远心端进针，沿大鼠足正中线皮下水平进针约 2 mm，给药部位是否准确是建模成功的关键。

（2）大鼠足跖部注射角叉菜胶后足肿胀度变化呈一单峰曲线，致炎后约 0.5 h 开始肿胀，2～3 h 达到高峰，8 h 后逐渐消退。环境温度 21～23℃，相对湿度 40%～70%，大鼠体重 150～170 g，是较适合建立动物模型的实验条件。

（3）每次测量大鼠足容积时，应注意均以髁关节所画圆圈为准，左右对称，浸入水中时划线位置应与水面持平，深浅一致。测定时大鼠可以置于固定器中，也可以双手固定。

（刘　鑫）

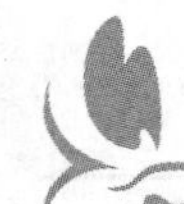

实验十七　胰岛素的降血糖作用（试纸条法）

【实验目的】

（1）观察胰岛素的降血糖作用及其量效关系。

（2）学会用试纸条法检测血糖，并掌握影响实验结果的关键操作。

【实验原理】

体内很多激素都有升血糖的作用，但胰岛素是人体内唯一能够降低血糖的激素。胰岛素主要作用于肝脏、肌肉和脂肪组织，调节糖、蛋白质和脂类的代谢和储存。血糖指血液中所含的葡萄糖。目前测定血糖的方法较多，如常用的有试剂盒法和血糖仪法等，原理各异，各有特点。本章主要介绍试纸条法。

胰岛素（insulin，Ins）属多肽类激素，分子较大，不易进入靶细胞，只能在细胞膜处与其受体结合而发挥作用。胰岛素受体是由二个α亚单位及二个β亚单位经二硫键连接组成的大分子糖蛋白复合物。α亚单位在胞外，β亚单位为跨膜蛋白，其胞内部分含酪氨酸蛋白激酶。α亚单位为胰岛素结合部位，胰岛素与其结合迅速引起β亚单位的磷酸化，进一步激活其酪氨酸蛋白激酶，使其他蛋白磷酸化，最终产生生物效应。给小鼠注射葡萄糖可使其血液循环中葡萄糖含量升高，胰岛素的作用是促进血液循环中的葡萄糖进入肝细胞、肌细胞、脂肪细胞及其他组织细胞合成糖原，从而使血糖降低。胰岛素皮下注射吸收缓慢，肌内注射吸收太快，有引起低血糖风险。

【实验材料】

（1）器材：罗氏血糖仪，检测试纸条，注射器（1 mL），电子秤，小鼠笼，手术剪，苦味酸棉球。

（2）药品：胰岛素注射液，20% 葡萄糖溶液（glucose，GS），生理盐水（normal saline，NS）。

（3）动物：小鼠，体重 18～22 g，雌雄不限。

【实验步骤】

1. 实验前准备

小鼠禁食不禁水 8 h，以避免进食后引起小鼠血糖波动，导致实验结果不准确。

2. 分组给药

取大小相近的小鼠4只，称重，分组，用5%苦味酸编号后，按表2-17-1每组给予相应的药物，给药体积均为0.1 mL/10 g。

表2-17-1 分组和给药方案

分组	第1次给药情况	间隔时间 /min	第2次给药情况	间隔时间 /min	取样
空白对照	0.1 mL/10 g NS，s.c.	15	0.1 mL/10 g NS，i.p.	30	采血
模型对照	0.1 mL/10 g NS，s.c.	15	20% GS，i.p.	30	采血
胰岛素低剂量	0.25 U/kg Ins，s.c.	15	20% GS，i.p.	30	采血
胰岛素中剂量	1.00 U/kg Ins，s.c.	15	20% GS，i.p.	30	采血
胰岛素高剂量	4.00 U/kg Ins，s.c.	15	20% GS，i.p.	30	采血

注：皮下注射（subcutaneous，s.c.）；腹腔注射（intraperitoneal injection，i.p.）。

3. 血糖测定（视频2-17-1）

视频2-17-1 血糖的测定方法

（1）取出试纸条，不要触碰试纸条的测试区，并迅速将瓶盖盖严。

（2）将试纸条方形测试垫朝上，按箭头方向将试纸条轻轻插入试纸槽。

（3）血糖仪屏幕出现血滴符号，剪尾采血，添加血样，5 s后得出血糖浓度结果（mmol/L）。

4. 统计

汇总全班实验结果，用Excel或其他统计软件进行统计分析，计量资料用均数 ± 标准差（$\bar{x}\pm s$）表示，两组样本之间的均数比较采用 t 检验，$p<0.05$ 表明差别有统计学意义。将结果填入表2-17-2。

表2-17-2 不同剂量胰岛素对小鼠血糖浓度的影响（$\bar{x}\pm s$）

组别	给药剂量	动物数 / 只	血糖浓度 /（mmol/L）
空白对照			
模型对照			
胰岛素低剂量	0.25 U/kg		
胰岛素中剂量	1.00 U/kg		
胰岛素高剂量	4.00 U/kg		

【注意事项】

（1）空白组腹腔注射完生理盐水，模型组及低、中、高剂量胰岛素组腹腔注射完20%葡萄糖溶液后开始计时，30 min后才能采血并进行血糖测定。采血时间要准确，错过时间点采血将影响统计数据的准确性。

（2）实验用小鼠禁食数小时后，小鼠由于饥饿较为急躁，在捉拿固定的时候注意安抚小鼠情绪。

（3）从试纸筒取出的试纸要在 3 min 内进行测试，长时间暴露在空气中的试纸条其检测结果容易产生误差。

（4）采血时只要从小鼠尾部采 1 滴血即可，但要注意血滴必须完全覆盖测试区。

（5）若在 90 s 内未做任何操作，血糖检测仪会自动关机。若自动关机时，已将血滴在试纸上，则弃用该试纸，用新试纸重新测试。

（6）避免在直射的阳光下测试；强烈的磁场环境（如移动电话等）会导致血糖仪不能正常工作。

（7）血糖仪的血糖测定范围为 0.6～33.3 mmol/L（10～600 mg/dL）。血糖浓度过高（up）或过低（low），血糖仪会报错，此时分别记为＜0.6 mmol/L 或＞33.3 mmol/L 即可。

（8）试纸条价格相对昂贵，应节约使用。取出 1 条试纸条后立即将瓶盖盖好，切勿用手触摸滴血区，防止试纸被污染，影响检测结果。

（刘　鑫）

实验十八　药物不良反应

一、青霉素 G 钾盐和青霉素 G 钠盐静脉给药对小鼠的作用比较

【实验目的】

观察青霉素 G 钾盐和青霉素 G 钠盐静脉推注对小鼠的急性毒性作用。

【实验原理】

青霉素 G 钾盐和青霉素 G 钠盐快速静脉推注易引起高血钾和高血钠的急性毒性反应，严重的高血钾会引起心律失常，甚至因心肌细胞的兴奋性及传导性消失而致心脏骤停和死亡。因此，青霉素 G 钾盐静脉给药时，应控制好滴注的速度，监测血钾浓度以防止高血钾产生。此外，青霉素 G 钾盐在临床应用时禁止直接静脉推注！临床补钾口服安全，静脉滴注用药要求“慢、稀、少”。

【实验材料】

（1）器材：小鼠笼、小鼠固定器、1 mL 注射器、电子秤。

（2）药品：青霉素 G 钾盐冻干粉、青霉素 G 钠盐冻干粉。

（3）动物：小鼠。

【实验步骤】

（1）取正常小鼠 2 只，体重 18～22 g，雌雄不限，称重，编号（1 号和 2 号），置小鼠固定器中固定。

（2）1 号小鼠尾静脉注射 10 万 U/mL 青霉素 G 钠盐溶液 0.1 mL/10 g，2 号小鼠尾静脉注射 10 万 U/mL 青霉素 G 钾盐溶液 0.1 mL/10 g，注意静脉推注速度不能太慢，注射后立即观察两鼠有何不同表现，将实验结果填入表 2-18-1。

表 2-18-1　青霉素 G 钾盐和青霉素 G 钠盐静脉推注对小鼠的急性毒性作用

鼠号	药物	体重 /g	剂量 /（mg/kg）	死亡或存活
1 号	青霉素 G 钠盐			
2 号	青霉素 G 钾盐			

【注意事项】

（1）小鼠尾静脉注射时，可先用温水或 75% 乙醇脱脂棉球涂擦小鼠尾部，使小鼠尾静脉充分扩张。

（2）实验环境温度不宜过低（影响血管充盈），一般应控制在 25℃左右。

二、硫酸链霉素对小鼠的急性毒性反应

【实验目的】

观察氨基糖苷类抗生素的神经肌肉接头阻断作用及不同给药途径对药物作用的影响。

【实验原理】

氨基糖苷类抗生素（如硫酸链霉素、庆大霉素等）极性和解离度均较大，口服难以吸收，但注射给药吸收迅速而完全。氨基糖苷类抗生素口服仅可用于治疗消化道感染和肠道手术前准备，做全身性抗菌药物应用时通常采用注射给药。当血药浓度过高时，易引起肾毒性、耳毒性、神经肌肉接头的阻滞作用等不良反应，口服此类药物则因肠道难以吸收而避免了以上毒副作用的出现。

【实验材料】

（1）器材：小鼠笼、1 mL 注射器、小鼠灌胃器、电子秤，苦味酸棉球。

（2）药品：5% 硫酸链霉素。

（3）动物：小鼠。

【实验步骤】

（1）小鼠 2 只，体重 18～22 g，雌雄不限，称重，编号（1 号和 2 号），置小鼠固定器中固定。

（2）1 号小鼠经口灌胃 5% 硫酸链霉素 0.2 mL/10 g，即给药剂量 1 g/kg；2 号小鼠腹腔注射同剂量 5% 硫酸链霉素，观察两鼠反应有何不同，将实验结果填入表 2-18-2。

表 2-18-2　硫酸链霉素不同给药途径对药物作用的影响

鼠号	给药途径	体重 /g	剂量 /（mg/kg）	肌张力	翻正反射	死亡或存活
1 号	灌胃					
2 号	腹腔注射					

（崔明霞）

实验十九　局部麻醉药的毒性作用

【实验目的】

1. 观察静脉注射丁卡因（tetracaine）对兔的毒性作用；

2. 掌握局部麻醉药物中毒反应的临床表现及处理方式。

【实验原理】

丁卡因又名地卡因（dicaine），属酯类局部麻醉药。麻醉强度和毒性均比普鲁卡因（procaine）强 10～12 倍。局部麻醉药吸收进入血液，当达到一定浓度时，对中枢神经系统先兴奋后抑制。其机制为中枢抑制性神经元对局部麻醉药比中枢兴奋性神经元更为敏感，因此中枢抑制性神经元首先被阻滞，中枢神经系统脱抑制而出现兴奋症状，表现为精神极度兴奋、定向障碍、肌肉震颤和阵挛性惊厥。之后由中枢过度兴奋转为抑制。地西泮（diazepam）可加强边缘系统 γ- 氨基丁酸（gamma-aminobutyric acid，GABA）能神经元的抑制作用，防止惊厥和癫痫的发作。

【实验材料】

（1）器材：兔固定盒，注射器（5 mL）。

（2）药品：1% 盐酸丁卡因、地西泮注射液。

（3）动物：兔，1.8～2.2 kg，雌雄不限。

【实验步骤】

（1）取兔 1 只，称重，编为 1 号兔，耳缘静脉注射 1% 丁卡因 0.3 mL/kg，即给药剂量 3 mg/kg。观察兔有无惊厥、死亡，记录惊厥持续时间。

（2）另取 1 只兔（性别相同、体重相近），编为 2 号兔，耳缘静脉注射 1% 丁卡因 0.3 mL/kg，即给药剂量 3 mg/kg。当兔出现惊厥时，立即静脉注射 0.025% 地西泮 1 mL/kg，即给药剂量为 0.25 mg/kg。观察、比较 2 号兔与 1 号兔有何不同。

（3）当 2 号兔惊厥控制后，再次静脉注射等量丁卡因，观察有无惊厥发生。将实验结果填入表 2-19-1。

表 2-19-1　丁卡因对兔的毒性作用

兔号	丁卡因 /（mg/kg）	地西泮 /（mg/kg）	惊厥出现潜伏期 /min	惊厥持续时间 /min	存活或死亡
1 号	3	—			
2 号	3（第 1 次）	0.25			
2 号	3（第 2 次）	—			

【注意事项】

（1）静脉注射剂量应准确，速度不宜过慢，否则兔子不易出现惊厥。

（2）静脉注射后惊厥发生较快，应注意观察，及时抢救。

（3）也可以用 2% 普鲁卡因替代丁卡因。

（李志成）

实验二十　氯丙嗪对乙醚麻醉作用的影响

【实验目的】

（1）观察常用抗精神病药氯丙嗪对乙醚麻醉作用的影响。

（2）了解乙醚吸入麻醉方法。

【实验原理】

氯丙嗪属于神经安定剂，对中枢神经具有较强的抑制作用，可使实验动物安静，加强麻醉效果，减少麻醉药物的用量，此作用称为“强化麻醉”。乙醚用于全身麻醉时具有明显的兴奋期，动物可出现呼吸加深、加快等呼吸兴奋症状，如麻醉前使用氯丙嗪，则可缩短或避免乙醚诱发的兴奋期，使动物快速进入外科麻醉期。

【实验材料】

（1）器材：注射器（1 mL 和 5 mL），脱脂棉球，透明玻璃罩，计时器。

（2）药品：0.25% 氯丙嗪，乙醚，生理盐水。

（3）动物：昆明小鼠，体重 18～22 g，雌雄不限。

【实验步骤】

（1）取体重相近小鼠 2 只，称重，标号（1 号和 2 号），观察一般活动情况后，1 号鼠腹腔注射 0.25% 氯丙嗪 0.1 mL/10 g，2 号鼠腹腔注射等体积生理盐水。

（2）30 min 后，观察一般状况，并将 2 只小鼠分别放入两个等大的玻璃罩或倒置烧杯内，烧杯内预先放置脱脂棉球，并在棉球上加乙醚 2 mL，观察并记录 2 只小鼠兴奋与否、兴奋期持续时间和进入麻醉状态的时间，将结果填入表 2-20-1。

表 2-20-1　氯丙嗪对乙醚麻醉作用的影响

组别	体重 /g	给药体积 /mL	观察指标		
			有无兴奋期	兴奋期持续时间 /min	进入麻醉时间 /min
氯丙嗪＋乙醚					
生理盐水＋乙醚					

【注意事项】

（1）给小鼠注射氯丙嗪，勿注入皮下或漏出。

（2）乙醚麻醉期间应注意观察，防止麻醉过深致小鼠死亡。

（崔明霞）

实验二十一 乙醚麻醉分期和麻醉前给药

【实验目的】

（1）熟悉乙醚麻醉的分期指征和进程。

（2）了解麻醉前给药的临床意义。

【实验原理】

乙醚（diethyl ether）的化学结构式为 $CH_3CH_2OCH_2CH_3$，1540 年由瓦勒里乌斯 · 科达斯（Valerius Cordus）合成，1846 年用于临床。乙醚麻醉分期如下：

1）第一期：又称镇痛期，从吸入乙醚麻醉开始到患者神志完全消失。一般不在此期中施行手术。

2）第二期：又称兴奋期，从神志消失至出现深、快而规律的呼吸为止。具体表现为：兔呼吸和循环加快，反射及肌张力兴奋亢进。第一期和第二期合称为麻醉诱导期。

3）第三期：又称外科麻醉期，从规律的呼吸开始至呼吸麻痹为止。根据呼吸变化将其又分 4 级：

（1）第 1 级：从规律的自主呼吸至眼球运动停止。胸式和腹式呼吸并存，咽喉反射存在，肌张力不减退，可进行不需肌肉松弛的浅表手术。

（2）第 2 级：从眼球固定至肋间肌开始麻痹。胸式呼吸转为腹式呼吸，咽喉反射消失，肌张力部分减弱，可进行腹部手术及气管内插管。

（3）第 3 级：从肋间肌开始麻痹至完全麻痹。胸式呼吸消失，以腹式呼吸为主，潮气量减小，瞳孔开始扩大，血压逐渐下降，肌张力基本消失，提示麻醉过深，需减少乙醚的吸入量以调节麻醉深度。

（4）第 4 级：从肋间肌完全麻痹致膈肌麻痹。腹式呼吸减弱，呼吸频率减慢，吸气明显短于呼气，表现为呈叹息样呼吸，瞳孔散大，血压急剧下降，脉搏无力，肌张力完全消失，提示麻醉过量。

4）第四期：又称延髓麻痹期，从膈肌麻痹至呼吸、心脏停止搏动，需立即进行心肺复苏抢救。

【实验材料】

（1）器材：电子秤，兔台，注射器，脱脂棉球，麻醉口罩，小纱布块。

（2）药品：乙醚，硫酸阿托品，5% 盐酸吗啡。

（3）动物：兔，1.8～2.2 kg，雌雄不限。

【实验步骤】

（1）取性别相同、体重相近的健康兔 2 只，称重，分组，编号。

（2）给 1 号兔皮下注射 5% 盐酸吗啡 0.06 mL/kg（即给药剂量为 3 mg/kg）和 1% 硫酸阿托品 0.1 mL/kg（即给药剂量 1 mg/kg），2 号兔皮下注射等体积生理盐水作为对照。

（3）将兔仰卧固定在兔台上，观察并记录兔麻醉前的各项正常指标，给药 30 min 后对兔进行乙醚麻醉。麻醉方法：先用 3～4 层纱布围绕兔嘴一圈，用兔麻醉口罩（内有一块含乙醚的脱脂棉球）迅速套住兔的嘴巴和鼻子，用预先定量装在滴瓶（或注射器）内的乙醚进行麻醉。

（4）观察兔麻醉过程中各项指标的变化，角膜反射消失时立即停药，移去麻醉口罩，让其自然苏醒。比较两只兔在实验过程中的各项指标以及乙醚用量有何异同，将实验结果填入表 2-21-1。

表 2-21-1　兔乙醚麻醉的观察结果记录表

兔号	麻醉分期	麻醉时间 /min	乙醚用量 /mL	吸呼道分泌物	呼吸					肌张力	角膜反射
					腹式	胸式	频率 /（次 / 分）	深浅	是否规则		
1（吗啡＋阿托品）	诱导期										
	外科麻醉期										
2（生理盐水）	诱导期										
	外科麻醉期										

【注意事项】

（1）同一实验组选取大小相近、性别相同的动物，避免因生理状态不同造成误差。滴入乙醚的速度要恒定，且 2 只动物的乙醚滴速和滴量要求相同。

（2）乙醚无色且易挥发，若实验室通风不好，空气乙醚含量过高，易导致实验人员处于麻醉状态，发生意外。因此，实验期间实验室应保持良好通风，多人操作，相互照应，避免发生意外事故。

（路　莉）

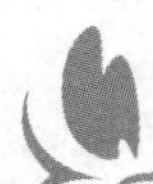

实验二十二　硫喷妥钠的静脉麻醉作用

【实验目的】

（1）观察硫喷妥钠的静脉麻醉作用。

（2）熟悉硫喷妥钠静脉麻醉作用的特点。

【实验原理】

硫喷妥钠（thiopental sodium）为超短效类静脉麻醉药，脂溶性高，静脉注射后几秒即可迅速进入脑组织，30 s 脑内即能达到峰浓度，能迅速抑制中枢神经系统。

优点：脂溶性高，起效快，诱导期短，无兴奋期，降低脑血流、脑代谢及脑耗氧量，且不升高颅内压，对脑有一定的保护作用。

缺点：麻醉持续时间短，镇痛作用差，骨骼肌松弛作用不完全。

【实验材料】

（1）器材：电子秤，注射器（5 mL），脱脂棉球，兔固定台。

（2）药品：1.5% 硫喷妥钠溶液。

（3）动物：兔。

【实验步骤】

（1）取健康兔一只，称重，观察兔的一般活动情况，如呼吸频率、翻正反射、角膜反射、痛觉反射和肌张力等。

（2）给药：经兔耳缘静脉远端缓慢注射 1.5% 硫喷妥钠溶液 1 mL/kg，整个过程密切观察兔呼吸频率、翻正反射、角膜反射、痛觉反射及肌张力的变化（视频 2-22-1）。

视频 2-22-1　硫喷妥钠的静脉麻醉作用

（3）准确记录小鼠翻正反射消失时间 t_1 及翻正反射恢复时间 t_2，计算麻醉持续时间（$t_2 - t_1$），将结果填入表 2-22-1。

表 2-22-1　硫喷妥钠的静脉麻醉作用

对比	呼吸频率 /（次 /min）	翻正反射	角膜反射	痛觉反射	肌张力	t_1	t_2	麻醉持续时间 /min
给药前								
给药后								

【注意事项】

（1）硫喷妥钠对呼吸中枢具有显著抑制作用，给兔静脉注射时速度一定要慢，以防呼吸抑制引起动物死亡。

（2）药物剂量和麻醉持续时间可因个体差异而有所不同。

（王　莉）

实验二十三　普鲁卡因和丁卡因表面麻醉作用比较

【实验目的】

（1）比较普鲁卡因（procaine）和丁卡因（tetracaine）表面麻醉作用强度。

（2）了解普鲁卡因和丁卡因的局部麻醉作用特点及临床用途。

【实验原理】

神经细胞动作电位的产生是源于神经受到刺激时引起神经细胞膜通透性的改变，促进 Na^+ 内流和 K^+ 外流所致。局部麻醉药能够稳定神经细胞膜，降低细胞膜对 Na^+ 的通透性，从而阻断 Na^+ 通道，阻滞 Na^+ 内流，阻止神经细胞动作电位的产生，引起传导阻滞，最终产生局部麻醉作用。

【实验材料】

（1）器材：电子秤，1 mL 滴管或注射器，棉签，兔固定台，剪毛器。

（2）药品：1% 盐酸丁卡因注射液，1% 盐酸普鲁卡因注射液。

（3）动物：兔。

【实验步骤】

（1）取健康无眼疾兔 1 只，用兔固定台固定，用剪毛器剪去兔双眼睫毛。

（2）测试角膜反射：用棉签以均等的力量轻触角膜，测试正常的角膜反射，触及部位可按角膜之上、中、下、左、右的顺序，刺激 5 个位点，观察并记录兔正常的眨眼反射（视频 2-23-1）。

（3）给药：用拇指和食指将兔下眼睑拉成杯状，同时用中指压住鼻泪管，滴入药液 3 滴，滴药后轻轻揉动眼睑，使药液与角膜充分接触，并在角膜囊中存留 1 min，然后放手任其流出。左眼：1% 盐酸丁卡因注射液；右眼：1% 盐酸普鲁卡因注射液。

（4）给药 10 min 后，按测试角膜反射的方法重测兔的眨眼反射。

（5）记录实验结果：测试次数为分母，眨眼次数为分子，如测试 5 次，若有 2 次眨眼反射，则记录为 2/5。

（6）汇总全班实验数据，将统计结果填入表 2-23-1。用 Excel 表或其他统计软件进行统计分析，计量资料用均数 ± 标准差（$\bar{x} \pm s$）表示，两组样本之间的均数比较采用 t 检验，多组样本之间均数比较用单方差分析（LSD 法），方差不齐时采用 Tamhane's T2 法，$p < 0.05$ 表示差别有统计学意义。

视频 2-23-1　丁卡因和普鲁卡因的表面麻醉作用

表 2-23-1　普鲁卡因和丁卡因表面麻醉作用比较

眼	药物	眨眼反射（眨眼次数 / 测试次数）	
		给药前	给药后
左	1% 盐酸丁卡因注射液		
右	1% 盐酸普鲁卡因注射液		

【注意事项】

（1）每次刺激强度应一样，避免损伤角膜，刺激物应从侧面到达角膜，以免由于动物看到实验者的手即眨眼。

（2）滴药时必须压住鼻泪管，以免药液流入鼻腔，经鼻黏膜吸收而致中毒，并影响实验结果。

（3）若在滴药后不同时间刺激角膜，可观察药物表面麻醉作用持续时间长短。

（董淑弘）

实验二十四　普鲁卡因对兔脊髓的麻醉作用

【实验目的】

（1）观察普鲁卡因的脊髓麻醉作用。

（2）掌握兔脊髓穿刺的实验方法。

【实验原理】

神经兴奋的产生和传导依赖于神经细胞膜上 Na^+通道的开放和 Na^+内流，局部麻醉药通过阻滞 Na^+通道抑制 Na^+内流，从而抑制神经冲动的产生与传导，进而发挥麻醉作用。本实验通过观察用药前后兔后肢一般活动、肌张力及痛觉反射等变化，熟悉普鲁卡因对兔的脊髓麻醉作用。

【实验材料】

（1）器材：电子秤，兔固定台，剪毛器，注射器（2 mL）或小号脊髓穿刺针（长约 3.8 cm），2% 碘伏棉球，75% 乙醇脱脂棉球。

（2）药品：2% 盐酸普鲁卡因注射液。

（3）动物：兔。

【实验步骤】

（1）取健康兔一只，观察兔一般活动状况，尤其是后肢站立或行走的姿态，测试给药前兔肌张力及痛觉反射（针头刺其后肢）。

（2）消毒：用电推剃毛器剃去腰骶部兔毛（约 5 cm×5 cm）。依次用 2% 碘伏和 75% 乙醇脱脂棉球擦拭消毒。

（3）固定：用左手肘关节及左肘夹住兔头部及其身体，使之固定不能活动，再用左手托住臀部向腹侧弯曲，使其腰骶部尽量屈曲，以增大棘突间隙。

（4）定位：穿刺部位在兔背部两髂嵴中点（脊柱正中）稍偏下方，即第七腰椎与第一骶椎之间（或第六腰椎与第七腰椎间）。

（5）给药：右手持注射器或脊髓穿刺针，从第七腰椎与第一骶椎之间略向头部方向刺入，使针与脊柱呈 45° 角，穿刺路径为：皮肤—皮下组织—棘上韧带—棘间韧带—黄韧带—硬膜外腔—硬脊膜—蛛网膜—蛛网膜下腔。当针到达椎管（蛛网膜下腔）时，可明显感受到兔后肢出现弹跳，则证明针进入蛛网膜下腔。穿刺时需固定注射处皮肤，以防穿刺时部位发生移动。若第一次未刺中，不必拔出针头，针头不离脊柱正中线，换方向再刺，当确认针头进入椎管内时，即可注入 2% 盐酸普鲁卡因注射液 1 mL（视频 2-24-1）。

视频 2-24-1　普鲁卡因对兔脊髓麻醉作用的影响

（6）观察兔脊髓麻醉后的症状（视频 2-24-1），将实验结果填入表 2-24-1。

表 2-24-1　普鲁卡因对兔脊髓的麻醉作用

对比	一般活动情况	后肢肌张力	后肢痛觉反射	麻醉持续时间 /min
给药前				
给药后				

【注意事项】

（1）蛛网膜下腔麻醉（subarachnoidal anaesthesia）又称脊髓麻醉或腰麻（spinal anaesthesia），常用于下腹部和下肢手术，是将局部麻醉药注射到蛛网膜下腔，麻醉该部位的脊神经根。蛛网膜下腔与颅腔相通，蛛网膜下腔麻醉的主要危险是呼吸麻痹和血压下降。

（2）普鲁卡因（procaine）作用特点：起效快，给药后 1～3 min 起效；作用持续时间 30～45 min；脂溶性低，对皮肤、黏膜穿透力弱，不可用于表面麻醉；安全范围大、毒性小；会发生过敏反应，使用前需做皮试。

（王　莉）

实验二十五　肾上腺素对普鲁卡因浸润麻醉作用的影响

【实验目的】

（1）观察肾上腺素对普鲁卡因浸润麻醉作用的影响，熟悉肾上腺素和普鲁卡因合用的药理学理论基础。

（2）学习豚鼠皮内浸润麻醉的建模方法。

【实验原理】

局部麻醉药简称局麻药，是一类以适当的浓度局部应用于神经末梢或神经干周围，能暂时、完全和可逆地阻断神经冲动的产生和传导，在意识清醒的条件下使局部痛觉等感觉暂时消失，而对其他各类组织无损伤性影响的药物。浸润麻醉是将局部麻醉药（local anaesthetics）溶液注入机体皮下或手术视野附近的组织，使局部神经末梢麻醉的方法。常用药物有利多卡因（0.5%～1.0%）、普鲁卡因（0.5%～1.0%）和布比卡因（0.125%～0.25%）。优点：麻醉效果好，对机体的正常功能基本无影响；缺点：用量较大，麻醉区域较小，在做较大的手术时，因所需药量较大而易产生全身毒性反应。因此，可根据需要在局麻药中加入少量肾上腺素，以减缓局部麻醉药的吸收，减少不良反应，延长麻醉作用时间。

【实验材料】

（1）器材：剪毛器，注射针头，记号笔，电子刺激器，注射器（1 mL）。

（2）药品：1% 盐酸普鲁卡因，1% 盐酸普鲁卡因和肾上腺素混合液（1 mL 1% 盐酸普鲁卡因中加入 4 μg 肾上腺素）。

（3）动物：豚鼠，体重 300～500 g，雌雄不限。

【实验步骤】

（1）备皮：在豚鼠背部两侧对称部位去毛后，用刺激电极刺激去毛区，每只豚鼠选出对称的两对疼痛敏感点，前后各一对，3 只豚鼠共 6 对疼痛敏感点，分别编为：1 号豚鼠 A-A′ 和 B-B′，2 号豚鼠 C-C′ 和 D-D′，3 号豚鼠为 E-E′ 和 F-F′。

（2）用 1 mL 注射器抽取 0.1 mL 药液，注入皮内。为了便于比较，两种药液分别用不同的注射器（不得混用）对称地分别注入两侧的疼痛点。

（3）在注射皮丘周围用圆珠笔或记号笔画一个小圆，作为实验刺激区域。

（4）用刺激器测试皮丘处的痛觉反应，被刺激处出现皮丘收缩为阳性反应（即痛觉存在），皮丘不收缩为阴性反应（表明痛觉消失已出现局部麻醉作用）。

（5）后续每隔 10 min 做一次痛觉测试，共 5 次，将结果填入表 2-25-1。

表 2-25-1　肾上腺素对盐酸普鲁卡因局部浸润麻醉作用的影响

药物	左侧背：1% 盐酸普鲁卡因						右侧背：1% 盐酸普鲁卡因＋肾上腺素					
动物编号	1		2		3		1		2		3	
痛点编号	A	B	C	D	E	F	A′	B′	C′	D′	E′	F′
麻醉潜伏期 /min												
麻醉持续时间 /min												

【注意事项】

（1）体重＞500 g 或年龄较大的豚鼠，个体差异较大，应剔除不用。

（2）皮内注射时，应在注射后将针头旋转拔出，以防药液外漏，影响测试结果。

（3）准确记录各点给药时间、出现麻醉的时间（T_1）和麻醉消失时间（T_2），并计算麻醉持续时间（ΔT）：$\Delta T = T_2 - T_1$。

（4）刺激器的刺激参数在实验中要保持一致。

（宋竟婧）

实验二十六　氯胺酮、硫喷妥钠对兔呼吸和循环的影响

【实验目的】

（1）比较氯胺酮和硫喷妥钠对兔呼吸、循环作用的影响。

（2）了解常用静脉麻醉药对呼吸和循环的影响。

【实验原理】

氯胺酮（ketamine）为苯环己哌啶衍生物，是唯一具有确切镇痛作用的静脉麻醉药。氯胺酮一方面能阻断痛觉冲动向丘脑和新皮质的传导，表现为意识模糊、记忆丧失、痛觉消失、对环境刺激无反应；另一方面兴奋脑干及边缘系统，导致患者的肌张力增强，心率加快、血压升高。氯胺酮这种抑制与兴奋并存的麻醉状态又称分离麻醉。氯胺酮对体表镇痛效果显著，内脏镇痛效果差，但诱导迅速。单用仅适合短时的体表小手术，如烧伤清创、切痂等，临床更多用于诱导麻醉和复合麻醉。

硫喷妥钠的静脉麻醉作用起效快，持续时间短，脂溶性高，易透过血脑屏障，对中枢神经系统有强烈而短暂的抑制作用，但镇痛作用差。该药对呼吸中枢有明显的抑制作用，同时抑制心肌，扩张外周血管，快速注入易发生血压下降。临床主要用于诱导麻醉、基础麻醉和脓肿的切开引流、骨折、脱臼的闭合复位等短小手术。

【实验材料】

（1）器材：生理记录仪（配压力换能器、三通管、张力换能器），兔台，剪毛器，气管插管，小动物呼吸机，动脉夹，缝皮针，缝线，小纱布块，脱脂棉球，注射器（2 mL 和 5 mL）。

（2）药品：1% 普鲁卡因溶液、1% 硫喷妥钠溶液、1% 氯胺酮溶液、1% 肝素生理盐水。

（3）动物：兔，1.8～2.2 kg，雌雄不限。

【实验步骤】

（1）将兔仰卧固定于兔台，用剪毛器剪去颈部兔毛，以 1% 普鲁卡因溶液做兔颈部皮下浸润麻醉，钝性分离兔颈总动脉，进行颈总动脉内插管，以便监测血压。

注意以下几点：

① 此时不能放开动脉夹。

② 在动脉插管前，整个压力换能器管道系统需充满肝素生理盐水抗凝，并排尽管道内气泡。

③ 通过张力换能器（剑突法）监测动物呼吸：用手术缝合针在兔剑突外皮肤上缝一线，打死结固定，并将此线与张力换能器相连（调整线松紧度，不宜太松或太紧）。

（2）按厂家提供的说明书操作，将换能器与电脑主机相连。

（3）开机点击进入生理记录仪，启用动物呼吸和血压监测系统。

（4）描记一段正常呼吸和血压波形后，经兔耳缘静脉注射 1% 氯胺酮 0.2 mL/kg，即给药剂量 2 mg/kg。描记给药后 5 min、10 min、15 min、20 min 和 30 min 兔呼吸和血压波形。

（5）当呼吸和血压波形基本恢复至给药前水平后，静脉注射 1% 硫喷妥钠 1 mL/kg，即 10 mg/kg，注射时间约 1 min，按上述时间点描记兔血压、呼吸波形。

（6）整理实验结果，打印正常及给药后兔呼吸频率和血压典型波形曲线及数据，将实验结果填入表 2-26-1。

表 2-26-1　氯胺酮、硫喷妥钠对兔呼吸频率和血压的影响

指标	正常	给氯胺酮后时间 /min					给硫喷妥钠后时间 /min				
		5	10	15	20	30	5	10	15	20	30
呼吸频率 /（次 /min）											
血压 /mmHg											

【注意事项】

（1）本实验步骤较为烦琐，实验成员需分工明确，各司其职。

（2）一半同学（若干小组）：先给氯胺酮，后给硫喷妥钠；另一半同学（若干小组）：先给硫喷妥钠，后给氯胺酮，比较给药顺序不同时，实验结果是否相同。

（路　莉）

实验二十七　肾上腺素作用的翻转

【实验目的】

（1）观察肾上腺素（adrenaline）对兔血压的影响。

（2）观察α受体阻断药对肾上腺素升压作用的翻转。

【实验原理】

肾上腺素作用的翻转（adrenaline reversal）是指使用α受体阻断药如酚妥拉明后，再使用肾上腺素，α受体阻断药能选择性地阻断与血管收缩有关的α受体，与血管舒张有关的β受体未被阻断，肾上腺素的血管收缩作用被取消，而血管舒张作用得以充分地表现出来，将肾上腺素的升压作用翻转为降压作用。因此，临床上遇到α受体阻断药引起的血压下降时，禁止用肾上腺素进行抢救，但可用α受体激动药去甲肾上腺素。

【实验材料】

（1）器材：生理记录仪（配血压换能器），兔台，剪毛器，手术刀，手术柄，手术剪，眼科剪，手术镊，止血钳，注射器，动脉夹。

（2）药品：20% 乌拉坦，1% 肝素生理盐水，5% 妥拉苏林或酚妥拉明，0.01% 肾上腺素。

（3）动物：兔，1.8～2.2 kg，雌雄不限。

【实验步骤】

（1）用 1% 肝素生理盐水充盈血压换能器并排空气体，连接到事先备好的动脉导管上。

（2）取兔称重，腹腔注射 20% 乌拉坦 4 mL/kg，即给药剂量 800 mg/kg，将麻醉的兔子以仰卧位固定于兔台，剪去颈部毛。在兔颈部正中切开皮肤，分离气管和颈总动脉。

（3）用线结扎一侧颈总动脉远心端，用动脉夹夹住近心端动脉，阻断血流。在颈总动脉上做一小 V 形切口，轻轻插入动脉导管，用手术线结扎固定。

（4）从兔耳缘静脉注射 1% 肝素 1 mL/kg，以防血凝块堵塞动脉导管。

（5）打开动脉夹，描记兔正常血压波形。待血压稳定后，按下列顺序静脉内给药：

① 给予 0.01% 肾上腺素（第 1 次），给药体积 0.1 mL/kg，即给药剂量 10 μg/kg。

② 给予 5% 妥拉苏林，给药体积 0.1 mL/kg，即给药剂量 5 mg/kg；或者给予 3% 酚妥拉明，给药体积 0.1 mL/kg，即给药剂量为 3 mg/kg。

③ 给予 0.01% 肾上腺素（第 2 次），给药体积 0.1 mL/kg，即给药剂量 10 μg/kg。

（6）将观察到的实验结果填入表 2-27-1。

表 2-27-1　α 受体阻断药对肾上腺素升压作用的影响

药物名称	剂量	心率 /（次 /min）	血压 /mmHg	
			用药前	用药后
肾上腺素（第 1 次）	10 μg/kg			
妥拉苏林或酚妥拉明	5 mg/kg 或 3 mg/kg			
肾上腺素（第 2 次）	10 μg/kg			

【注意事项】

每次给药后，需输入生理盐水 2 mL，将药物冲入静脉，需待血压恢复到稳定水平时，再给下一个药物。

（臧凯宏）

实验二十八　小鼠肉瘤 S180 皮下移植瘤模型的建立

【实验目的】

（1）掌握小鼠肉瘤 S180 腹水瘤和实体瘤（皮下移植瘤）的建模方法。

（2）熟悉小鼠肉瘤 S180 体内肿瘤模型的生长特点。

【实验材料】

（1）器材：注射器（1 mL 和 5 mL），离心机，离心管（10 mL），移液枪（10 μL 和 1 000 μL），吸头（10 μL 和 1 000 μL），倒置显微镜，计数板，盖玻片，手术剪，手术镊，烧杯（500 mL）。

（2）药品：75% 乙醇，生理盐水。

（3）动物：昆明小鼠，18～22 g，同性别。

【实验步骤】

（1）提前 2 d 领取小鼠，实验室常规饮食饲养，适应实验环境。对手术器械、细胞室、超净工作台、实验室等进行消毒处理。

（2）建模：取荷肉瘤 S180 的腹水瘤（约接种后 7 d）小鼠 1 只，用颈椎脱臼法处死后，将小鼠放入 75% 乙醇中浸泡约 1 min。

（3）取出小鼠，沥干，置入 10 cm 平皿，用 5 mL 注射器向小鼠腹腔内注射 2～4 mL 无菌生理盐水，轻轻拨动小鼠，使液体和肿瘤细胞在小鼠腹腔尽量混匀。

（4）将 5 mL 注射器针头在腹腔内轻轻向上挑起，缓慢抽取腹水（腹水应为乳白色，若为黄色或有大量红细胞，则弃之不用）。

（5）将腹水转移至 10 mL 离心管，加生理盐水或 PBS 稀释至 10 mL，混匀后置于离心机内，以 1 500 r/min 转速离心 3 min。弃上清液，加生理盐水将细胞浓度调至实验所需浓度，一般为（1～2）$\times 10^7$ 个 /mL，每只小鼠接种 0.1 mL 细胞悬液，即（1～2）$\times 10^6$ 个细胞 / 只，接种于昆明小鼠腋窝皮下，次日可进行药物干预治疗。

（6）接种 3～4 d 后，可在小鼠腋窝皮下触摸到肿瘤小块，超过 10 d，肿瘤重量可达 1 g 以上，实验周期约需 2 周。

（7）实验结束时，称小鼠体重，解剖剥离肿瘤，称瘤重，拍照。

疗效评价：

$$\text{肿瘤生长抑制率（inhibition rate, IR）}=（C-T）/C\times 100\%$$

式中：C 为阴性对照组平均瘤重，T 为给药组平均瘤重。

评价标准：IR＜40% 为无效；IR≥40%，并用统计学方法处理，$p<0.05$ 为有效。

【注意事项】

（1）肿瘤体内接种极易感染，防止感染是肿瘤接种成功的首要条件。即便使用设备完善的实验室，若实验者粗心大意，技术操作不规范，也会导致感染。因此，在整个接种过程中尽量保持无菌，每一步工作必须做到有条不紊和完全可靠。

（2）大量接种时，瘤细胞悬液需小瓶分装（2～4 mL/ 瓶），勤换注射器、乙醇或碘伏棉球等，用 1 个乙醇棉球消毒 5 只小鼠，1 个注射器注射 5 只小鼠。

（3）剥离肿瘤时，应将肿瘤组织与正常组织分离，并注意肿瘤组织的完整性。

（4）肿瘤组织一般分为两份：一份在－80℃条件下冻存，用于后续分子生物学研究；另一份用福尔马林溶液固定，用于病理组织学检查。

（田一贞）

实验二十九　小鼠肉瘤 S180 肺部转移模型的建立

【实验目的】

（1）掌握小鼠肉瘤（mouse sarcoma 180, S180）肺部转移模型建立的方法。

（2）熟悉小鼠肉瘤 S180 肺部转移模型的生长特点。

【实验材料】

（1）器材：注射器（1 mL 和 5 mL），离心机，离心管（10 mL），移液枪（10 μL 和 1 000 μL），吸头（10 μL 和 1 000 μL），倒置显微镜，计数板，盖玻片，手术剪，手术镊，烧杯（500 mL）。

（2）药品：75% 乙醇，生理盐水。

（3）动物：昆明小鼠，18～22 g，雄性。

【实验步骤】

（1）术前准备：提前 2 d 领取实验小鼠，实验室常规饮食饲养，适应实验环境。对手术器械、细胞室、超净工作台、实验室等进行消毒处理，尽量做到无菌。

（2）建模：取荷肉瘤 S180 细胞腹水瘤（约接种后 7 d）小鼠 1～2 只，用颈椎脱臼法处死，然后将整个小鼠浸入盛有 75% 乙醇的烧杯（500 mL）中约 1 min。

（3）取出小鼠，沥干 75% 乙醇，置 10 cm 平皿，用 5 mL 注射器向小鼠腹腔内注射 2～4 mL 无菌生理盐水，轻轻拨动小鼠，使液体和肿瘤细胞在小鼠腹腔尽量混匀。

（4）将 5 mL 注射器针头在腹腔内轻轻向上挑起，缓慢抽取腹水（腹水应为乳白色，若为黄色或有大量红细胞，则弃之不用）。

（5）将腹水转移至 10 mL 离心管，加生理盐水或 PBS，混匀，定容至 10 mL，以 1 500 r/min 转速离心 3 min，弃上清液，加生理盐水将细胞浓度调至实验所需浓度，一般为（2～4）$\times 10^7$ 个细胞 /mL，每只小鼠接种 0.1 mL 细胞悬液，即（2～4）$\times 10^6$ 个细胞 / 只，小鼠尾静脉注射接种 S180 癌细胞。药物治疗干预可从接种次日开始，实验期间，每 3 d 称 1 次体重，仔细观察记录小鼠生存状态和死亡时间，共观察 45～60 d。

（6）实验结束时，将小鼠用颈椎脱臼法处死，取肺脏，用 Bouin 氏固定液固定，计算肿瘤转移结节数量及大小。预留部分肺组织（含肿瘤组织），在－80℃条件下冻存，用于后续分子机制研究。

【注意事项】

（1）肿瘤体内接种极易感染，防止感染是接种成功与否的首要条件。即便使用设备完善的实验室，若实验者粗心大意，技术操作不规范，也会导致感染。

（2）Bouin 氏固定液（表 2-29-1）是固定胰腺、脂肪的最佳固定液，一般固定 12～24 h，如果固定时间过长，组织易碎裂。

表 2-29-1　Bouin 氏固定液配方

试剂名称	体积 / mL
1.2% 苦味酸饱和液	75
福尔马林（37% 甲醛）	25
冰乙酸	5

（张青青）

参考文献

[1] 魏伟，吴希美，李元建. 药理实验方法学 [M]. 北京：人民卫生出版社，2010.

[2] 李红芳. 医学机能实验学 [M]. 兰州：兰州大学出版社，2008.

[3] DIEHL K H, HULL R, MORTON D, et al. A good practice guide to the administration of substances and removal of blood，including routes and volumes [J]. J Appl Toxicol, 2001, 21(1): 15-23.

[4] 陈奇. 中药药理研究方法学 [M]. 3版. 北京：人民卫生出版社，2011.

[5] 杨宝峰，陈建国. 药理学 [M]. 9版. 北京：人民卫生出版社，2018.

[6] 喻田，王国林. 麻醉药理学 [M]. 北京：人民卫生出版社，2016.

清华社官方微信号

扫 我 有 惊 喜

ISBN 978-7-302-56181-1

9 787302 561811

定价：39.80元

Python程序设计基础与实训

（微课版）

朱　荣 主编

教学课件　教学大纲　教学计划　微课视频　源代码

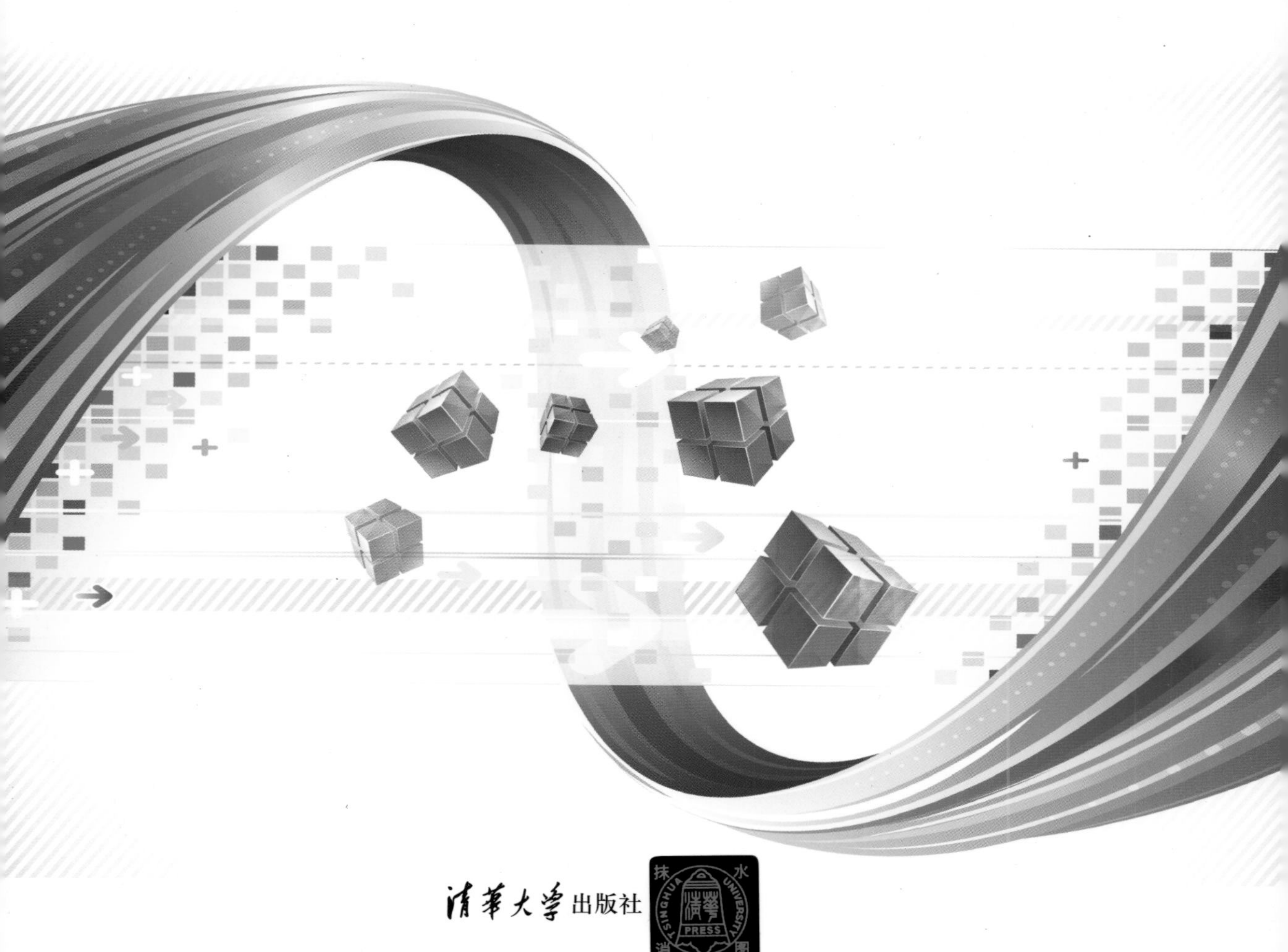

清华大学出版社